LISA OLSTEIN

Weh

ÜBER DEN SCHMERZ
UND DAS LEBEN

Aus dem Englischen von
Barbara Schaden

Carl Hanser Verlag

Titel der Originalausgabe:
Pain Studies
New York, Bellevue Literary Press 2020

1. Auflage 2020

ISBN 978-3-446-26778-7

Umschlag: Birgit Schweitzer, München
Motiv: © iarti/iStock/Getty Images Plus
Satz im Verlag
Druck und Bindung: Friedrich Pustet, Regensburg
Printed in Germany

FSC
www.fsc.org
MIX
Papier aus verantwortungsvollen Quellen
FSC® C014889

FÜR DAVID UND TOBY

UND IN ERINNERUNG AN
MARION DANIELS COVICH (ANNIE)

1

Jeder Schmerz ist einfach. Und jeder Schmerz ist komplex. Du bist drin, und du willst raus. Wie kann das Meer nicht schön sein? Heute ist das Meer nicht schön.

Schmerz ist Schmerz: grell auch in seiner Verschattung, vage bei aller Präzision. Schmerz macht klein und dehnt aus, staucht und streckt, schießt auf uns herunter und wallt in uns auf, ist ebenso oft *der* wie *mein* und nur selten *unser*.

»Fuck-fuck-fuck-fuck« war der Moment, in dem die Doula wusste, dass ich, in circa Stunde siebzehn, gegen den Schmerz kämpfte, statt mich hineinfallen zu lassen, darauf zu reiten, hindurchzugehen, was auch immer – ab dem Moment war klar, dass ich sie enttäuschen würde. »Ich will jetzt über eine PDA reden.« Vorgesehen war ursprünglich so etwas wie Bitte-keine-Schmerzmittel-ich-kenne-die-Optionen-und-werde-drauf-zurückgreifen-wenn-nötig. Meine Mutter behauptete immer, sie habe es genossen, Kinder auf die Welt zu bringen, sie hatte sich drei natürliche Geburten erkämpft, bevor es in Mode kam, natürlich zu gebären. »Versuchen wir's mit der Wanne?«, fragte sie. »Hol mir den Anästhesisten«, sagte ich.

Neun Monate lang war ich frei von Migräne gewesen, nur an zwei Tagen nicht, aber auch da hatte es nur ein paar Stunden gedauert und war wirklich moderat gewesen – für mich so etwas wie der Schwergewichtsweltmeisterschaftsrekord, den ich kopfwehtechnisch gebrochen hatte. Mein Kopf, sonst besiedelt von einer Fülle anderer Symptome – linker Frontallappen, stirnseitig: Häkchen; rechter Frontallappen, stirnseitig: Häkchen; Schädelbasis, Seitenfläche 4 Zentimeter unter dem Scheitelpunkt: Häkchen; Augen und Augenbrauen, Schläfen: Häkchen –, war komplett schmerzfrei gewesen. Die Wehenschmerzen jetzt waren ein einziger Schmerz, ich war ein einziger Schmerz. »Bitte hol mir den Anästhesisten.«

Später machte ich mir Sorgen, dass es eine Charaktersache ist; dass ich mich zu schnell, zu verzweifelt der erstbesten Lösung in die Arme werfe, Ibu bei Krämpfen, Migränemittel bei Migräne, PDA jetzt. Ich mache mir Sorgen, dass diese Neigung – Schwäche, Angst, mangelnde Fantasie? – auch meine Elternschaft beeinträchtigen könnte. Ich frage mich, ob es eine Folge der ungezählten Stunden unbezähmbarer oder kaum bezähmter Schmerzen ist, ein stets veränderliches Schreckgespenst. Nein, nicht *ob*. Eher *wie oft* (oft) und *wie* (auf so viele Arten).

Aber zu Ihrer Beruhigung – falls Sie es sich nicht ohnehin gedacht haben: Es wird hier nicht um Wehenschmerzen gehen. Darüber könnte ich, offen gestanden, auch gar nicht viel sagen. Bei mir war nach siebzehn Stunden Schluss – nicht mit den Wehen, aber mit dem Schmerz: sauber beendet durch einen Spinalblock – eigentlich im Handumdrehen; eine Erinnerung, sicher, aber eine, die nicht mehr ist als eine recht windige Brücke von hier nach dort. Der Wehenschmerz ist wie jeder Schmerz, wir wissen nichts von ihm, außer in der Zeit, in der wir ihn erleben. Körperlicher Schmerz ist seinem Wesen nach ein Geschöpf der Gegenwart. Erinnerter Schmerz ist, definitionsgemäß, gehabter Schmerz: ohne Verbindung zum Jetzt. Der Unterschied zwischen der Erinnerung an eine Grippe und gegenwärtigem Kranksein – oder zwischen Schwangerschaft und Geburt – ist wie der Unterschied zwischen der Schilderung von Wellen und dem Ertrinken.

Ertrinken ist eines der Wörter, mit denen wir Schmerz gern beschreiben, wenn er uns überschwemmt; allerdings benutzen wir es oft auch für anderes: für seelischen Schmerz, für Überwältigtsein. Wie es ist zu ertrinken, habe ich nie auch nur annähernd erlebt, aber ich stelle mir vor, dass es einen, wie der Schmerz, vollständig in die Gegenwart eintaucht. Ja, er benebelt, der Schmerz, er lässt die Ränder der Erinnerung verschwimmen, aber er ist im Augenblick, er ist *der* Augenblick, und man ist nirgendwo anders als genau dort, wohin er einen zwingt.

Die Migräne, die in mancher Hinsicht wie jeder akute Schmerz ist und in anderer Hinsicht womöglich auch ganz anders, ist eine eigene Version von Gegenwart. Was passiert, wenn ihre Gegenwart deine Gegenwart wird, jeweils für längere Zeiträume und für einen signifikanten Teil des Lebens? Das ist der Schmerz, das ist die Gegenwart, um die es hier gehen soll.

2

Lässt das Licht des Erwachens den dunklen Frühmorgenschädel zersplittern, oder erwacht der Schädel durch sein Zersplittern zu einem dunklen Frühmorgen? Egal; es ist wie das Brechen eines Eisbergs, aber innerhalb der beengten Verhältnisse eines plumpen Containerschiffs. Heute? Nein, nicht heute. Oder doch – heute, schon wieder. »Aus kleinen Bächen können ohne Vorankündigung wilde Flüsse werden«, blinkt das Warnsignal des Nationalen Wetterdienstes. Ohne Scheiß. Man könnte auch sagen, dass es einen, trotz aller Informiertheit, überrumpelt. (Mich immer.)

Jeder aktuell erlebte Schmerz ist immer der schlimmste, und wenn er schlimm ist, ist er unübersetzbar, aber das hält einen nicht davon ab, es immer wieder zu versuchen.

Masturbiere immerfort und skandiere dazu
»Ich bin allein« auf Mittelpersisch
Grabe dich mit den Brüsten durch einen Hügel,
auf dem Kopf einen Mühlstein als Mütze
Sei wie ein unsterblicher Dornbusch
im selbstmörderischen Wald

Die Zeilen stammen aus einem Gedicht zum Thema Unterwelt von Srikanth Reddy: Es sind verschiedene Schmerzformen, die er hier aufzählt, nach einer abgewandelten Version der Wong-Baker-Gesichtsschmerz-Dokumentationsskala, die der Patient (das heißt der Leser; das heißt Sie) nach Schweregrad gewichten soll. Als ich den Autor das Gedicht, oder vielmehr einen abgeschlossenen Ausschnitt aus einem unfertigen Epos, lesen höre, kurz vor meiner Abreise zu einem Stipendiatsaufenthalt, der mir ungestörte Zeit zum Schreiben ermöglichen wird, stelle ich verblüfft fest, wie treffend diese genial beschriebenen Spielarten von Schmerz auch das Gefühl beschreiben, das sich bei dem Versuch einstellt, Schmerz in Worte zu fassen.

Schmerz als Blackbox, als Schließfach, als Ersatztresor für alle wesentlichen Daten. Schmerz als Schrapnell des Gedächtnisses. Schmerz als Vehikel. Schmerz als Weg (spirituell, sexuell, anders). Schmerz als Indiz für die Liebe Gottes. Schmerz als Indiz für den Zorn Gottes. Schmerz als gesund. Schmerz als krank. Schmerz als leerer Anhang. Schmerz als tiefste Bindung. Schmerz als Symptom. Schmerz als Ursache. Schmerz als vorübergehend. Schmerz als anhaltend. Schmerz als Entlarvung, als Nebelwand, als Schmeißfliege der Ablenkung. Schmerz als Phantom. Schmerz als Beweis.

Dumpf, spitz, pochend, brennend, wund, stechend, konzentriert, diffus. Vereinzelt, gelegentlich, intermittierend, häufig, andauernd, schwach, mäßig, stark, gib-mir-den-Strick. Trotz oder vielleicht wegen der schwindelerregend vielen Spielarten, als die wir Schmerz konzipieren und kategorisieren (geschweige denn erleben), gelingt es uns bemerkenswert schlecht, darüber zu reden, auch im wörtlichen Sinn wie: Haben Sie Schmerzen, wie sehr, wo, welcher Art?

»Meine eigenen Körperempfindungen sind vermutlich das einzige Gebiet, auf dem ich mit Fug und Recht Kompetenz beanspruchen kann. Traurig und schlimm daher, wie wenig ich weiß«, schreibt Eula Biss in »The Pain Scale«. Bevor ich auf ihren Artikel stieß, hatte ich eine jahrelange Aversion gegen die übliche numerische Rating-Skala – bewerten Sie Ihren Schmerz auf einer Skala von 1 bis 10, wobei 1 kein Schmerz bedeutet und 10 für den stärksten vorstellbaren Schmerz steht – und gegen mich selbst, wenn mir wieder mal eine vorgelegt wurde und ich wie immer zwischen Empörung, Scham und Ratlosigkeit hin und her wechselte. Dass ich diesen Artikel fand, war eine Art Atempause, die Bestätigung einer Frustration, die mich lange in Verwirrung gestürzt hatte.

Bei ihrer Suche nach besseren Messsystemen verweist uns Biss auf die Beaufortskala, die Sir Francis Beaufort – sicher zusammen mit vielen namenlosen anderen – 1805 im Auftrag der englischen Kriegsmarine entwickelt hat, um Windgeschwindigkeiten zu klassifizieren. Sie reicht von 0 bis 12, wobei die Zahlen nur eine sekundäre Rolle spielen: Eigentlich sind sie nur eine Art Kurzschrift für ausnehmend fein differenzierte Doppelbeschreibungen – an Land und auf See – für die Phänomenologie des Windes. Biss zitiert einige der Beschreibungen für das, was an Land vor sich geht – »Wind im Gesicht spürbar; Blätter rascheln« –, aber für mich liest sich das, was auf See passiert, auf geradezu unheimliche Weise wie eine anschwellende Migräne:

Völlig ruhige, spiegelglatte See
Leichte Kräuselwellen, keine Schaumkronen
Kleine kurze Wellen, Kämme glasig, brechen nicht
Schwach bewegte See, Kämme beginnen zu brechen, Anfänge der Schaumbildung
Kleine, länger werdende Wellen, recht regelmäßige Schaumköpfe
Mäßige Wellen von größerer Länge, überall Schaumköpfe, beginnende Gischt
Größere Wellen mit brechenden Köpfen, überall weiße Schaumflecken, mehr Gischt
Sehr grobe See, weißer Schaum von brechenden Wellenköpfen, legt sich in Schaumstreifen in die Windrichtung
Mäßig hohe See mit langen Wellenbergen, deren Köpfe verweht werden, überall Schaumstreifen
Hohe See, Rollen beginnt, Wellen mit verwehter Gischt, beeinträchtigt die Sicht; Brecher beginnen sich zu bilden
Sehr hohe Wellen mit langen, überbrechenden Kämmen, See weiß von dichtem, verblasenem Schaum, schwere Brecher; beeinträchtigte Sicht
Brüllende See, Wasser wird waagerecht weggeweht, starke Sichtverminderung
See vollkommen weiß, Luft mit Schaum und Gischt gefüllt, keine Sicht mehr

3

Einstieg ins Flugzeug, eine Gegenwart, die jetzt Monate in der Vergangenheit liegt: Ich fliege mehrere Stunden durchs Land, werde weitere Stunden lang von einer großen Grenzstadt in eine winzige Grenzgemeinde chauffiert, direkt zum Abendessen an einem hellerleuchteten Tisch. »Woran werden Sie während Ihres Aufenthalts hier arbeiten?«, ist die unausweichliche Wendung des Gesprächs. »Ich möchte über Schmerz schreiben«, sage ich beinahe unwillkürlich zu den gastfreundlichen Fremden – ein paar Leuten von der Stiftung und meinen beiden Mitstipendiaten. Bei längerem Nachdenken, oder kürzerer Reisezeit, wäre ich wohl zurückhaltender gewesen. Warum? Um den Raum zu schützen, der die Vorstellung umgibt, den Raum rund um die unbeantwortete, bis jetzt nicht einmal geäußerte Einladung an die Sprache, aufzusteigen, niederzufahren. Und weil ich dieses Thema nicht vor mir hertrage, nie. Allen äußeren Zeichen und allen Jahren zum Trotz: Ich sehe mich nicht – und ganz sicher nicht von vornherein – als leidende Person.

Heute? Nein, nicht heute. Heute Morgen ist wieder ein Morgen, an dem ich in den Schmerz hinein erwache: die linke Braue wie eine Prellung unter einem drückenden Daumen, wie ein überreifer Pfirsich, in den sich versehentlich ein Finger bohrt; eine Porzellanvase in einem Schraubstock, der nach und nach zugedreht wird, nichts als Lärm und schräges Echo. Manchmal fährt irgendwo ein Stemmeisen dazwischen, Metall auf Metall.

Einzunehmen beim allerersten Anzeichen von Symptomen. Kann bei übermäßigem Gebrauch zu Abhängigkeit führen. Aufrecht und völlig reglos im Bett sitzen und *nein nein nein* flüstern. Vor dem Griff nach den Tabletten erst mal dehnen, trinken, das Abendessen gestern ins Protokoll potentieller Auslöser eintragen. Griff nach den Tabletten Stunden zuvor, noch halb in krankem Schlaf. Entscheidung zwischen Rigips und Spitzhacke.

Ein Arzt sagt, ich bestrahle Sie so viel, wie Sie brauchen. Ein Arzt sagt, Ihre Schmerzen müssen auf anderer Ebene behandelt werden. Ein Arzt sagt, Sie müssen vorsichtig sein, die Nebenwirkungen von Röntgenstrahlen sind unkalkulierbar; in den Niederlanden ist Röntgenreizbestrahlung verboten. Ein Arzt sagt, Bestrahlung ist eine unserer ältesten und sichersten Therapien. Ein Arzt sagt, Bestrahlung ist okay, aber der Körper gewöhnt sich – wirkt sie dann noch?

Heute? In Heather Abels Text »How to Prevent a Tsunami in Three Easy Steps« mündet die kindheitsbeherrschende Furcht der kalifornischen Autorin vor The Big One, vor dem jederzeit erwartbaren Großen Beben mit anschließender Flutwelle, in der auf der Schwelle zu Mutters Schlafzimmer gestellten Frage: »Kommt heute ein Tsunami? Nein, sagt Mom, heute nicht. – Das war unser Drehbuch.« Schmal, die Öffnung; Wiederkehrwahrscheinlichkeit zerlegt in begreifbare Portionen.

In meiner Version habe ich die Gleichung umgedreht, weil meine Hoffnung nicht dem Status quo gilt, sondern der wundersamen Anomalität. In meinem *Heute?* sitzt die Frage: *Wird es heute anders? Wird es heute schmerzfrei?* Die tief in der Antwort *Nein, heute nicht* vergrabene Beruhigung ist das Beste, was ich zustande bringe. Begreifbare Portionen. *Vielleicht morgen?*

Vor Jahren, als die Migräne noch nicht chronisch war, fiel der Bruder eines Klassenkameraden von einem Balkon im zweiten Stock (Dunkelheit, Alkohol, kein Geländer) und brach sich nahezu jeden Knochen. Ein paar Wochen später reichte mein Klassenkamerad ein Gedicht ein, das am Krankenbett seines Bruders spielte und mit einer Erklärung der Dauer von Liebe endete: Er zerlegte die Zeit von der Geburt seines Bruders bis zur Gegenwart des Gedichts am Krankenbett in Stunden und Minuten. Diese Berechnung, diese akkurate Buchhaltung angesichts gesichtsloser Zeit, dieses Beharren auf der Tatsache und der Endlichkeit individueller Existenz – das war etwas, das mir im Gedächtnis geblieben ist. Schönheit und Schrecken zu gleichen Teilen.

Zu ticken begann meine Uhr eines Morgens im Herbst 1997, als ich mit einem Kopfweh erwachte, das drei Monate nicht mehr aufhören sollte und die Ära einläutete, in der ich noch heute lebe: akut-chronisch, chronisch-akut. Davor hatte ich als Kind ein-, zweimal Migräne, dazu eine Handvoll Auren – eine plötzliche, seltsam gezackte Grellheit des Lichts, ein Akkordeonieren des Tons, ein unerklärliches Schleppen im Takt eines Augenblicks oder Nachmittags – alles erst verständlich in der Rückschau. Zwischen achtzehn und fünfundzwanzig hatte ich, was ich im Nachhinein als »Normalomigräne« bezeichne: zeitweilig und stressbedingt, genau wie meine Mutter. Dann, bumm!, tage-, wochen-, manchmal monatelang ohne Pause.

Immer lautet die Antwort auf die Frage »Wie oft?« innerhalb eines beliebigen Zeitabschnitts »oft«. Eine vorsichtige Schätzung für meine gegenwärtige Zeitrechnung: ungefähr 3472 Tage Migräne. Das sind 83 328 Stunden (migränegefluteter Schlaf inbegriffen), das sind 4 999 680 Minuten. Oder, alternativ, neuneinhalb Jahre. Aber wer zählt schon?

4

In der zeitgenössischen Werbesprache ist Rot gleichbedeutend mit billig. Wenn Wörter für Farben in die Sprache einziehen, dann, sagen Linguisten, kommen zuerst Schwarz – was, wie wir in der Schule lernen, keine Farbe ist, sondern ein Fehlen von Farbe – und Weiß. Dann Rot. Für Blut? Für etwas Viszerales, Instinktives, tief aus dem Bauch heraus Auftauchendes? Blau, heißt es, sei eine der letzten Farbbezeichnungen, aber das scheint mir nicht ganz zu stimmen. Vielleicht brauchen wir keine Namen für das, was ringsum so allgegenwärtig ist (Meer, Himmel)? Vielleicht beschwichtigt Stille jedes Benennungsbedürfnis? Blau gilt als die Farbe geistiger Klarheit und zugleich tiefer Spiritualität, und ich wüsste nicht, dass mit dieser Farbe je Attribute wie beunruhigend oder seelisch aufwühlend in Verbindung gebracht worden wären.

In der Schwebe zwischen Aktivität und Passivität, Reiz und Ruhe, macht die Farbe Blau, schreibt Goethe, »für das Auge eine sonderbare und fast unaussprechliche Wirkung … Sie ist als Farbe … gleichsam ein reizendes Nichts.« Vielleicht ist Blau wegen der unendlichen Weite, als die es uns oft begegnet (Meer, Himmel), zwangsläufig durchdrungen von dem, was sich entzieht, von stets unerreichbar Fernem. »Wie wir den hohen Himmel, die fernen Berge blau sehen, so scheint eine blaue Fläche auch vor uns zurückzuweichen.« Vielleicht können wir nicht anders als diese Unfassbarkeit anziehend zu finden. »Wie wir einen angenehmen Gegenstand, der vor uns flieht, gern verfolgen, so sehen wir das Blaue gern an, nicht weil es auf uns dringt, sondern weil es uns nach sich zieht.«

Auch Kandinsky hatte eine Farbtheorie, ein synästhetisches Zusammenwirken von Personifizierung, Empfindung und Klang. Orange zum Beispiel klingt für ihn wie eine Kirchenglocke mittlerer Tonhöhe, wie eine Altstimme. Grün (eine Geige in mittlerer Lage) ist wie eine sehr dicke, sehr gesunde Kuh. Grau ist tonlos. Blau hat in seiner Annäherung an Schwarz einen Beiklang von nichtmenschlicher Trauer. Mit dem Farbton ändert sich auch der Sound, von der Flöte (helles Blau) über das Cello (dunkles Blau) bis hin zum Klang einer tiefen Orgel (tiefstes, feierliches Blau).

Ich persönlich habe den Drang, es zu essen, aber der lässt sich beherrschen. Ich glaube nicht, dass ich gegenüber Blau schon so empfunden habe, als die Migräne noch nicht Ganzfarben-Ganzkörper-Phänomen war: Die Farben durch die Augen aufzunehmen ist wie Trinken durch einen Doppelstrohhalm, die Nerven registrieren Vibration oder Stillstand, Gefäße glätten oder sträuben sich, ein Konzert der Empfindungen windet sich vom Auge über den Magen zum Hinterkopf, und tief in den Armen beginnt ein Surren. An Tagen, an denen die Lider Notvorhänge sind, ist Gelb ein Grauen. Manche Grüntöne sind reiner Brechreiz. Rot – nein, danke. Weiß ist die Krankenschwester, die man nicht auf sich zukommen sehen will. Blau jedoch spricht eine Sprache ohne Arg.

5

Bevor ich zu meinem Stipendiatsaufenthalt aufbreche, der es mir ermöglichen wird, mehrere Wochen lang ungestört über Schmerz zu schreiben, lege ich meinem Sohn eine Nachricht auf das Kopfkissen. Sie zielt schamlos darauf ab, sein siebenjähriges Empfindungsvermögen anzusprechen, und drückt dennoch meine bedingungslose Zuneigung aus (in der Zwischenzeit? für alle Zeit, falls mein Flugzeug abstürzt?). *Ich hab dich lieb x 1 000 000. Ich hab dich ununterbrochen lieb. Ich hab dich bis in alle Ewigkeit lieb. Ich hab dich mehr lieb, als der Marianengraben tief ist. Ich hab alles an dir lieb.* Natürlich ist jedes Wort wahr. Wie aber lässt sich diese Wahrheit mit dem Gefühl vereinbaren, dass ich, müsste ich noch mal von vorn anfangen, kein Kind bekommen hätte?

Was ich meine, ist: Es ist absolut unleugbar so, dass der Wehenschmerz in einen längerfristigen und neuartigen Schmerzzustand übergeht, nämlich den, einen Menschen mehr und anders zu lieben als je zuvor und diesen besonderen Menschen in die sterbliche Welt gesetzt zu haben. Nicht einfach eine Welt, in der wir Schmerz und Tod erleben, sondern eine Welt, die wegen unserer schieren Existenz selbst im Sterben liegt. Jede Angst verändert ihre Gestalt: Die Horrorvorstellung ist jetzt nicht mehr, bewusstlos umzufallen und nicht gefunden zu werden, sondern bewusstlos umzufallen und sofort vom eigenen hilflosen Kind gefunden zu werden; ist nicht mehr, einem nächtlichen Überfall oder vernichtenden Sturm oder einer verheerenden Dürre ausgesetzt zu sein, sondern erleben zu müssen, wie das eigene Kind darunter leidet – oder miterlebt, wie man selbst darunter leidet.

Das ist nichts Neues; allerdings leben wir in einer Welt, in der aus radikal neuen, katastrophischen Prognosen Berechnungen werden, deren Ergebnisse von vornherein feststehen, und ein Kind zu haben, erweitert und verdichtet die Mathematik – die eigene Mathematik. Aber auch Liebe und Angst einer Mutter angesichts gewöhnlicher Sterblichkeit und drohender Klimakatastrophe ist nicht die Sorte Schmerz, mit der ich mich hier befassen will. Hier – Erinnerung an mich selbst – will ich mich auf den physischen Schmerz konzentrieren, genauer gesagt eine spezielle Unterform davon. (Jeder Vogel ist ein Vogel, der an einem dünnschaligen Gelege herumpickt oder nach der Antwort sucht, die in einem Stück Futter oder einem Partner liegt.)

Strategisches Leugnen, kühle Abschottung, Abgrundvergleich: Ich kenne die Fakten, kann aber nicht die Nase hineinstecken und mir einbilden, ich könnte sie ohne Weiteres wieder herausziehen. Jede neue Aufbereitung, jede neue Geschichte-in-allen-Details, jede neue Megastudie, jedes Jahrhundertunwetter schickt mich in eine Spirale abwärts. Daher gehe ich dem allen zunehmend aus dem Weg.

Die Sache ist nämlich die, dass Hoffnung nicht mit einrechnet, was wir in der Hand haben und was außerhalb unserer Macht steht, sodass wir jedes Mal wieder bei null anfangen, und da liegt der Haken. Wir mögen jedes Mal neue Hoffnung fassen, dabei aber rammen wir uns manchmal den Haken ins eigene Fleisch. Meine größte Furcht war jahrelang, ich könnte mich irgendwie unwissentlich von dem einen abwenden, das endlich meine Rettung wäre. Daher hörte ich nicht auf zu suchen, hörte nicht auf, jede getroffene Entscheidung unter dem Impuls der Angst, meine einzige Heilungschance nicht nur zu verpassen, sondern auch noch selbst daran schuld zu sein, wieder infrage zu stellen. Nach zu vielen Stunden, Medikamenten und Dollars, die ich bereits investiert habe, hat mich diese Angst noch immer nicht verlassen, im Gegenteil: Es ist eine neue eingezogen – eigentlich keine Angst, mehr ein Gefühl. Vielleicht ist das Weiterhoffen, Weitersuchen ein Schmerz für sich; vielleicht muss ich aufhören.

6

Wenn es eine Wunde zu lecken gibt, sucht man sich besser einen Hund, denn das Katzenmaul ist schmutziger als das Hundemaul. Urin hilft gegen Quallengift, nicht aber gegen Schlangenbisse. Es gibt einen Parasiten, der eine Maus zu verhängnisvollem, katzenanlockendem, ja katzensuchendem Verhalten antreibt. Die Maus, die lediglich Zwischenwirt ist, stirbt dabei, wie erwartet und wie geplant, und der Parasit zieht weiter zu seinem wahren Ziel, der Katze, deren Eingeweide er für die Fortpflanzung nutzt. Was ist hier die Analogie? Eine Reihe von Fragen, nehme ich an: Wie fühlen wir, was wir fühlen, und warum? Spiel mit offenen Karten, sagt der Parasit, und die Maus spielt mit.

Nachdem er unseren Umzug in unser neues Zuhause gemacht hatte, plante Kyle, einst Marinesoldat, jetzt Fernfahrer, für ein paar Tage seinen vierundachtzigjährigen Vater in West Texas zu besuchen. »Dad geht's gut, er reitet immer noch jeden Tag«, berichtet er uns, »aber er ist nicht mehr so gelenkig wie vor dem Sturz.« Er erzählt die Geschichte: sein Vater, zweiundachtzig, an einem Wintermorgen, Rinder über Hunderte Morgen treibend. Er ließ sein Pferd aus dem Anhänger und ritt los, der Truck blieb zurück. Vor einem Gattertor rutschte das Pferd auf dem vereisten Boden aus und stürzte, der Vater mit ihm. Es war einiges gebrochen, im Rücken und im Arm; das Pferd scheute und galoppierte davon. Der alte Mann schleppte sich zwei Meilen zum Truck zurück, neben dem jetzt das Pferd – dem Zuhause so nahe, wie es unter den Umständen ging – friedlich graste. Irgendwie schaffte es der Mann, das Pferd in den Anhänger zu verfrachten und zwei Stunden bis in die Stadt zu fahren. Dort ging er schnurstracks zur Viehauktion, um das Pferd zu verkaufen, und erst dann suchte er die Notaufnahme des Krankenhauses auf.

Wie viel und was haben wir in der Hand? Wobei *beeinflussen* vermutlich die bessere Formulierung ist – nicht mal die Götter haben alles in der Hand, wie uns die antiken Texte vor Augen führen.

Lukrez, der römische Dichter und Philosoph aus dem ersten Jahrhundert v. Chr., über den sonst sehr wenig bekannt ist, veranschaulichte sein Konzept von Schöpfung anhand des Begriffs *clinamen*: Darunter verstand er das spontane, unvorhersehbare Ausbrechen von Atomen (»der Ursprungskörper winzige Beugung«) »weder am festen Ort noch auch zum sicheren Zeitpunkt«, das alles Leben erst möglich macht. Nach seiner Auffassung befinden sich die »Ursprungskörper«, die Atome, in unaufhörlichem senkrechtem Fall, »wie die Tropfen des Regens«. Nichts passiert. Dann aber bricht plötzlich ein Atom aus seiner sterilen Bahn aus und kollidiert mit einem anderen, und es entsteht etwas Neues. Das ist Schöpfung.

Wären sie nicht gewohnt sich zu beugen, würd alles
nach unten,

wie die Tropfen des Regens, fallen im grundlosen Leeren,
wäre nicht Anstoß entstanden noch Schlag den Körpern
geschaffen
worden. So hätte nichts die Natur je schaffend vollendet.

In heutigem, weniger lichtem Sprachgebrauch definiert das *Oxford Dictionary* den Begriff *clinamen* als »inclination« (Schräge) oder »bias« (Neigung, Verzerrung). Auch das Lateinwörterbuch bietet die »Neigung« an, abgeleitet von *clinare*, »biegen, beugen«. In den meisten Sprachen ist das Wort kein eigener Begriff, im englischen Sprachgebrauch aber ist *clinamen* als Bildungswort noch vorhanden: In literarischen Kreisen bezeichnet es auch heute manchmal das Ausbrechen eines Autors aus der Tradition, den bewussten Verstoß gegen Regeln des Stils oder der Form mit dem Zweck, die Schönheit eines Ganzen zu intensivieren.

Chaos als Plan. Kausalität gegen Koinzidenz. Der unverhoffte Glücksfund (»Serendipität«, wie man es gern nennt). Zufall. Kontext. Und »bias«, die kognitive Verzerrung. Vorhersagenverzerrung, Stichprobenverzerrung, Reaktionsverzerrung, Verlässlichkeit, Gesetz des sinkenden Ertrags. Jeder Schmerz ist einfach. Und jeder Schmerz ist komplex. 8, 24, 66: dem Register zufolge die Seiten in *The Story of Pain*, auf denen von Migräne die Rede ist. Ein bisschen dünn, oder? Mehr bieten *The Pain Chronicles*: 34, 35, 66–67, 147, 159–160, 162, 248–250, 283, 444, 359 laut Index. Hier geht's zur Sache. In diesem Register stehen Woolf und Hippokrates, Napoleon und Nabokov. Opiummohn, Orthopäden, Ovid.

7

»Hast du mit MaryJo darüber gesprochen?«, fragt Timothy, als ich laut darüber nachdenke, ob ich versuchen sollte, über Migräne zu schreiben. »Ihre ist weg.« Ja, wir haben darüber gesprochen; warum also ist mir nur in Erinnerung geblieben, dass sie genug hatte wie ich, dass wir fanden, wir hätten begriffen, dass wir begreifen? Ihre Migräne ist weg? Etwas Verschwommenes flattert vorbei. »Vielleicht war es was Hormonelles«, sagt Timothy. »Ja«, antworte ich, »ich glaube, sie hat's hinter sich.« Wieso erinnere ich mich nicht an diesen gelungenen Griff nach dem Messingring, wieso ist mir entgangen, dass diese parallele Suche abgeschlossen ist? Ich glaube, auf die falsche Fährte sind wir geraten, als eine von uns Jeanne d'Arc erwähnte, Johanna von Orléans.

Warum Johanna? Die Patientin/Angeklagte, die endlos erforscht, erkundet, gestoßen, gereizt, verehrt und verunglimpft wird, die der Mittelpunkt ist, um den sich der ganze unliebsame Zirkus dreht. Das Subjekt, das gezwungen wird, im und über den unübersetzbaren eigenen Zustand zu sprechen. Das Subjekt, das sicher und unsicher zugleich ist. Die Wahl zwischen Übeln. Die Kirche ist mir egal, genauso wie Johannas Beziehung zu Gott und der Hundertjährige Krieg. Nicht egal ist mir, was sie sagt. Das Aussprechen eines unaussprechlichen Erlebnisses gegenüber einem gierigen, aber nicht unbedingt verständnisvollen Publikum von Nichtgleichgestellten: ein bisschen zu sehr wie Arzt und Patient, oder? Sehr wie Schmerz.

Warum Johanna? Weil sie sich oft weigerte, Privates öffentlich auszusprechen, wie von ihr verlangt. Weil sie das Unsagbare sagte und es dennoch nicht verriet. Das heißt, wegen ihrer Beziehung zur Sprache.

Weil sie eine Frau unter neugierigen, besserwisserischen, hoch gebildeten, tief befangenen Männern war, die sie mit Fragen bombardierten und zwangen, sich wegen eines Vergehens zu verteidigen, das keines war, von dem sie sich aber gekränkt fühlten – in ihren Gefühlen, ihrer Auffassung von Macht und Anstand und davon, was sich gehörte und was nicht.

Weil sie Stimmen hörte und Licht sah.

Weil sie sich, körperlich, nicht benahm. Weil sie darauf pochte, was ihr Körper empfand oder brauchte, und ihn damit gegen bestimmte Angriffe verteidigte, zugleich aber anfällig für andere machte.

Weil mein Leben, wohin immer ich mich wende, bedrängt wird von zu vielen Fragen und zu vielen Antworten, oft in falsch gekoppelten Paaren, und Johannas Aussage sich häufig genauso liest.

Weil wir, obwohl sie so bekannt ist, in Wahrheit sehr wenig über sie wissen.

Weil ich mit nichts anfangen wollte oder mich, im Niedersinken und Emporsteigen des Migränehirns, zu diesem bedrängten Fast-Nichts hingezogen fühlte: der faszinierenden

Wolke aus Potential und Projektion, der Aufregung einer kaum vorherbestimmten Jagd, kombiniert mit der zwielichtigen Verlockung eines absichtlich tieffliegenden Klischees.

Oder weil ich mit etwas anfangen wollte, von dem ich nichts wusste, aber hätte wissen können, wissen sollen, vielleicht irgendwann doch einmal wusste. Was lernen wir? Woran erinnern wir uns? Was bedeutet das? Ich wurde 1972 in der Metropolregion Greater Boston geboren, die Eltern Akademiker, ich habe »gute« Schulen besucht. Von der Existenz des Osmanischen Reichs hörte ich zum ersten Mal 2003, und auch das nur, weil ich zufällig in Griechenland studierte. Von Jeanne d'Arc wusste ich gar nichts, kannte nur den dreisilbigen Takt ihres englischen Namens: Joan of Arc.

8

Warum Johanna? Weil ich ihr in letzter Zeit in sonderbaren Zusammenhängen begegnet bin:

In einem Essay von Anne Carson zum Thema Übersetzen – hauptsächlich geht es ihr um die Aussage, dass übersetzen im Kern eigentlich unmöglich ist –, in dem die Autorin auf Johannas Weigerung hinweist, ihre Erlebnisse in akzeptable Begriffe zu übersetzen: »Johanna wollte die Erschütterung der Nerven wiedergeben, ohne ein theologisches Klischee daraus zu machen. Ihr Zorn auf Klischees ist es, was mich zu ihr hinzieht. In ihrem Zorn ist Genialität. Wir alle erleben diesen Zorn irgendwann, die einen mehr, die anderen weniger … Wir flüchten uns ins Klischee, weil das einfacher ist, als etwas ganz neu zu denken. Darin schwingt die unausgesprochene Frage mit: Haben wir denn nicht schon längst eine Meinung dazu?«

Dann in einem Essay von Elizabeth Willis über die Macht der Sprache, die imstande ist, Aspekte der Unterdrückung und der Herrschaft aufzuzwingen und abzuwehren, beides; und Willis nennt Jeanne d'Arc als Beispiel für beides: »Die hl. Johanna wurde ›die Jungfrau‹ genannt. Selbst dann noch, als sie an der Spitze einer Armee stand … Wie die Jungfrau von Orléans haben auch wir das Recht, die disziplinierenden

Strukturen unserer Welt mit schwefeliger Sprache zu verwandeln. Feuer mit Feuer zu bekämpfen.«

Und schließlich in einem Porträt der ehemaligen UN-Botschafterin Samantha Power; schon ganz zu Anfang wird sie mit der Jungfrau von Orléans verglichen: »Weil sie überzeugt ist, die USA habe die Pflicht, das Leiden von Zivilisten außerhalb Amerikas zu stoppen oder von vornherein zu verhindern, wurde sie als Ivy-League-Jeanne d'Arc karikiert.« Genährt von Zitaten von ihr und über sie, stützt sich die Charakterisierung zunehmend auf Powers Stimme, ihre Art des Sprechens. »Ich kann nichts sagen, das nicht wahr ist«, wird sie zitiert, und ein niederländischer Kollege sagt über sie, eine holländische Redensart übersetzend: »Sie spricht nicht mit Mehl im Mund.«

Warum also Johanna? Wegen der Koinzidenz oder Fügung, die mich über diese Texte stolpern ließ, und wegen der Ebene, auf der sie mich ansprachen – in allen drei Fällen ging es um Sprache. Denn was verlangen wir von Sprache? Wie sortieren wir, was wir sagen und was nicht, was wir sagen können, was nicht?

Weil ich mich für das Zufällige an der Geschichte und unseren privaten Geschichten interessiere – wie eigenartig, vielleicht willkürlich es doch ist, was wir wissen, was uns begegnet, woran wir uns erinnern, was uns fehlt und wie die Chemie des Gehirns, die neurologische Verfassung eine Form von Antwort auf diese Fragen gibt, die Gegenstand des Staunens und des Schreckens in den täglichen Gesprächen meines Lebens sind.

Weil ich jedes Mal, wenn ich mich Johanna zuwende, wieder bei null anfange. Denn wir haben doch schon längst eine Meinung zu ihr, oder?

Wegen Wahrnehmung, Halluzination und – davon kann man ausgehen – großer Schmerzen.

Weil alles oben Gesagte in gewisser Weise von oder in meinem Erleben der Migräne prismatisch gebrochen wird. Und weil ich mich manchmal, in dem von der Migräne auferlegten veränderten Zustand, intensiv, zeitweilig sogar obsessiv für Johanna interessiere – ganz besonders für ihren Prozess. Anders gesagt: für das, was sie zu sagen hatte.

9

Wie üblich, liefert Anne Carson die übersichtlichste Destillation:

> *Sie wurde am 23. Mai 1430 in der Schlacht gefangen genommen. Die Verhandlung dauerte von Januar bis Mai 1431 und hatte zur Folge eine richterliche Untersuchung, sechs öffentliche Befragungen, neun private Befragungen, eine Abschwörung, einen Widerruf, einen zweiten Inquisitionsprozess und die Verurteilung zum Feuertod. Verbrannt wurde sie am 30. Mai 1431. Tausende Worte wurden während der monatelangen Verhandlung zwischen Johanna und ihren Richtern gewechselt; viele davon sind uns in der einen oder anderen Form zugänglich.*

Der ungeheure Umfang der Prozessakten war mit Absicht ungewöhnlich. Johanna war zu der Zeit eine internationale Berühmtheit. Es wurde ihr ein politischer, kirchlicher, sozialer, historischer Prozess gemacht, eine echte Schlacht in einem realen Krieg. Der mit der Prozessführung (und letztlich mit Johannas Hinrichtung) betraute Bischof, der eine Form des Glaubens an Sprache verfocht, legte daher größten Wert darauf, dass die Verhandlung gewissenhaft dokumentiert und die Dokumentation fleißig kopiert wurde: Heraus kam das detaillierteste und meistverbreitete Verhandlungsprotokoll des Mittelalters.

Zu den Früchten dieser Mühen zählte die Windeseile, mit der Johannas Schicksal um die Welt ging. Der Historiker Daniel Hobbins, auf dessen aus dem Jahr 2005 stammende englische Übersetzung des Verhandlungsprotokolls ich mich berufe, schreibt, dass die Nachricht von ihrem Tod bereits neun Tage später »alle Königshäuser Europas« erreicht habe; spätere Depeschen sorgten dafür, dass die Geschichte, noch ehe der Sommer zu Ende ging, in ganz Westeuropa allgemein bekannt war. Weil es dieses ausführliche Verhandlungsprotokoll gab, konnte außerdem ein späterer Bischof, nachdem Jeanne fünfundzwanzig Jahre nach ihrer Verbrennung durch einen neuen Prozess rehabilitiert worden war, symbolisch eine Abschrift des Originals dem Feuer übergeben. Und zuletzt zeigt es uns Johanna. »Ich weiß nicht, worüber Ihr mich befragen wollt. Es gibt vielleicht Fragen, auf die ich nicht antworten werde«, sind die ersten Worte, die wir von ihr vernehmen. Natürlich wird sie viel öfter erwähnt, als sie zu Wort kommt.

die besagte Tote, Johanna genannt
diese verstockte Ketzerin
eine gewisse Frau
dieses Mädchen, das ihr hier seht
hat diese Frau uns übergeben
dieses Mädchen, das vor euch steht, Johanna
wir befahlen dieser Frau

die Worte dieses Mädchens
Johanna, gemeinhin die Jungfrau genannt
sie wurde gefangen
die besagte Johanna
die Jungfrau genannt wird
dieses Weib
diese Frau ist auszuliefern
führt diese Frau in die Stadt
die genannte Johanna
diese Johanna
(Der Artikel macht das Objekt.)

Die zu jeder Anhörung versammelten Magistri, die stets im Rudel auftraten, waren sorgfältig mit Rang und Namen verzeichnet. An der ersten öffentlichen Sitzung nahmen zweiundvierzig Männer teil, ihres Zeichens Äbte, Prioren, Doktoren der Theologie, Doktoren des Kirchenrechts, Doktoren des Zivilrechts, Bakkalaurei der Theologie, Lizentiaten des Kirchen- und Zivilrechts. Unter ihnen dreizehn Jeans, die eine Jeanne befragten. Bei der zweiten Sitzung: achtundvierzig Männer, Äbte, Prioren, Lizentiaten, ein Ordensbruder, ein Doktor der Medizin, Doktoren des Kirchenrechts, Doktoren des kirchlichen und zivilen Rechts, fünfzehn Doktoren der Theologie, sieben Bakkalaurei der Theologie und zwei Domherren aus Rouen; sechzehn des Namens Jean. Dritte Sitzung: einundsechzig zu fünfzehn.

gefragt nach ihrem Geburtsort
gefragt nach den Namen

gefragt, wo
gefragt, wer
gefragt, was
gefragt, wie
danach gefragt
gefragt, ob
gefragt, ob
gefragt, wie
gefragt, was
gefragt, ob
gefragt, welcher Art
gefragt, ob
gefragt, ob
(Und so weiter.)

10

»Bei den Verhören«, bemerkt Hobbins zum lateinischen Text, seinerseits eine Übersetzung des französischen Sitzungsprotokolls, das am Ende jedes Tages erstellt wurde, »wechselt die Verbform häufig zwischen Vergangenheit und Gegenwart.« Das Meer der Dokumente wimmelt von vernichtenden Anklagen:

> *Aberglaube; abergläubisch; Abgötterei; abtrünnig; anmaßend und verwegen; anstoßerregend; aufrührerisch; aufsässig; Beschwörerin der bösen Geister; brandiges Glied; den Frieden störend; die Ehrbarkeit und Schicklichkeit ihres Geschlechts verletzend; die Schwarze Kunst betreibend; eitle Großsprecherei; Entweihung deiner selbst und deiner Kleidung; falsch denkend; freventliche Behauptungen; gefährliche Lügen; Gott in seinen Befehlen und Offenbarungen lästernd; Gotteslästerin; Götzendienerin; grausam; große Sünde; hartnäckig verstockt; heuchlerisches Herz; Hexe und Zauberin; im Bunde mit Dämonen; irrgläubig; Ketzerin; ketzerische Verkehrtheit; Kriegshetzerin; Lästerin Gottes und Seiner Heiligen; Lästerung; Leichtfertigkeit; Lügen, Verführungen und Missetaten; meineidig; missachtend die den Eltern gebührende Ehrerbietung; nach Men-*

schenblut dürstend; Prahlerei; Ruchlosigkeit; Rückfall in Abtrünnigkeit und Ketzerei, so wie auch der Hund zu seinem Auswurf zurückkehrt; schändlich und gotteslästerlich im Glauben geirrt; schismatisch; Schmäherin des heiligen Namens Gottes; Teufelsbeschwörerin; Trugbildern und teuflischem Blendwerk anhängend; Unbesonnenheit; unehrerbietig; ungetreu den Geboten Gottes; unredlich; unwürdig der Gnade Gottes; verabscheuungswürdig; Verächterin göttlicher und natürlicher Ordnung; Verbreiterin falscher Lehren; Verführerin von Volk und Fürsten zur Schmähung Gottes; verlogene Erfindungen; Verräterin; verschiedene Vergehen wider den rechten Glauben; verstockt; Wahrsagerin und falsche Prophetin; Werke der Todsünde; zur Tyrannei aufhetzend; zulassend, dass man sie verehrt und anbetet; zweifelnd

Als äußerstes Ärgernis, noch anstößiger als ihre aberwitzige Behauptung, sie höre direkt von Gott gesandte Stimmen, empfanden ihre Richter den Starrsinn, mit dem sie darauf beharrte, Männerkleider zu tragen und mitsamt der Kleidung auch männliche Rollen zu übernehmen:

Die Ehrbarkeit und Schicklichkeit ihres Geschlechts verletzend und unehrerbietig und unpassend Kleid und Beruf der Krieger annehmend …
Sie aber weigerte sich strikt und, wie angegeben, weigert sich unverdrossen, jegliche Arbeit zu verrichten, die ihrem Geschlechte zukommt, darin sich mehr wie ein Mann denn wie eine Frau benehmend. Was diesen Artikel betrifft, sagt

Johanna, man habe ihr wohl geraten, Frauenkleider zu tragen in Arras und im Schlosse Beaurevoir, sie aber weigerte sich damals und weigert sich heute. Über sonstige Weiberarbeit sagt sie, es gebe genügend Frauen, sie zu tun …
Und unter dem Vorwand, daß Du auf den Befehl Gottes diese Kleidung trägst, hast Du wieder ein kurzes Wams angelegt und Beinkleider, mit Schnürbändern zusammengehalten; Du trägst darüber hinaus die Haare kurz geschnitten über den Ohren, was nichts mehr an Dir läßt, das zeigt, daß Du weiblichen Geschlechts bist außer dem, was die Natur selbst Dir verliehen hat …

Am faszinierendsten ist sie, wenn sie erklärt, was sie sagen, und besonders, was sie nicht sagen wird:

»Ich habe schon geschworen; das muss Euch genügen.«
»Es kann Fragen geben, auf die ich Euch der Wahrheit gemäß antworte, und andere, auf die ich nicht antworten werde.«
»Übergeht das, fahrt fort.«
»Ich werde Euch darauf nichts weiter sagen.«
»Ihr werdet darüber jetzt nicht mehr erfahren.«
»Was würdet Ihr sagen, wenn die Stimme es mir verboten hätte?«
»Glaubt mir, es waren keine Menschen, die es mir verboten.«
»Ich sage Euch nicht alles, was ich weiß.«
»Ich bitte Euch, mir Aufschub zu gewähren.«

»Ihr werdet darüber jetzt nicht mehr erfahren.«
»Ich habe darauf geantwortet.«
»Ihr bringt nichts anderes aus mir heraus.«
»Glaubt Ihr, mich auf die Art zu fangen und damit zu Euch zu ziehen?«
»Ich kann Euch nichts anderes sagen; und wenn ich das Feuer sähe, so sagte ich das Gleiche und täte nichts anderes.«
»Ich habe Euch immer gesagt, Ihr werdet dies nicht aus mir herausbringen. Geht und fragt Ihn.« (Also: Gott)

Und zu ihren Stimmen:

Ich höre sie noch öfter, als ich es Euch sage. Ich schlief. Sie weckte mich.
Sie hat mich geweckt, ohne mich zu berühren.
Die Stimme hat mir zugeredet, kühn zu antworten.
Ich wüsste nicht, daß die Stimme sich je widersprochen hat.
Das Licht kommt zusammen mit der Stimme.
Ich erkenne sie doch an ihren Stimmen.
Ich war etwa dreizehn Jahre alt, als mir die Stimme zum ersten Mal gekommen ist.
Sicher, es war viel Licht überall. So ziemt es sich auch.
Ich habe sie völlig verstanden.

Wir wissen, wie es ausgeht. »Johanna, teuerste Freundin, nun – fast am Ende Eures Prozesses – ist es an der Zeit, Euch wohl zu bedenken.« Das tut sie. Unmittelbar vor ihrer Verurteilung zum Tod schwört Johanna ab und widerruft, verspricht, Frauenkleider anzulegen, verleugnet die Stimmen. Man begnadigt sie – oder verzeiht ihr –, das heißt, das Urteil wird von Tod in lebenslange Haft umgewandelt: »… verurteilen Wir Dich endgültig und unwiderruflich … zur Übung heilsamer Buße zu dauerndem Kerker beim Brot der Schmerzen und beim Wasser der Traurigkeit, damit Du dort das Begangene beweinst und das Beweinte fürder nicht mehr begehst.« Dies an einem Donnerstag.

Am Freitag oder Samstag trägt sie wieder Männerkleidung. Am Montag versichert sie erneut, die Stimmen seien real. Am Dienstag versammelt sich das Tribunal (neununddreißig Männer: drei Äbte, neun Doktoren der Theologie, zwei Doktoren des Kanonischen Rechts, zwei Erzdiakone, fünf Bakkalaurei der Theologie, sieben Kanoniker, acht Lizentiaten und ein Ordensbruder, zwei weitere; zehn Jeans). Am Mittwoch wird sie im Eilverfahren, das nichts weiter ist als eine öffentliche Verlesung ihres Sündenregisters, des Rückfalls in die Ketzerei verurteilt und vor der versammelten Menge auf dem Marktplatz verbrannt.

Überdies haben Wir und etliche gelehrte und erfahrene Doctores und Magistri, die Wir über Euch zu richten haben, Euch aus Sorge um das Heil Eurer Seele zu wiederholten Malen pflichtgemäß und ausreichend aufgefordert, Euch zu ändern und in Euren Worten und Werken zu bessern … Doch habt Ihr Euch geweigert und nicht darum besorgt, sondern leugnet aus Hartherzigkeit und Verstocktheit die Beschuldigungen wider Euch und lehnt es abermals ab, Euch zu unterwerfen …

11

Es ist bemerkenswert, wie viel Primärwissen sich aus den dagegen vorgebrachten Sekundärargumenten herauslesen lässt – sozusagen als Beweis *ex negativo* – und ebenso aus dem verfahrenstechnischen Vorgehen, das darauf ausgelegt war, dieses Wissen zu unterdrücken. Ein Verfahren war Johannas Prozess unbedingt, der Bilderbuchfall eines administrativen Akts mit dem Zweck, eine offensichtlich entgleiste Person wieder auf die Spur zu bringen. Von den hundert und aberhundert Seiten, die der ursprüngliche Verfahrensakt umfasst, machen Johannas Worte nur einen Bruchteil aus. Erleuchtet, sich jeder Standardisierung widersetzend, erfüllt von lyrischer Logik und lyrischen Sprüngen, sind sie die ausbrechenden Atome, die Schöpfung-durch-Kollision in einem ansonsten sterilen Regen.

Es ist geradezu komisch, wie ein Verfahren, das in beharrlichem, mühsam sich dahinschleppendem, ermüdend unoriginellem Formalismus immer wieder seine eigene Argumentation herunterbetet, genau den Widerstand ins Licht rückt, den es zermalmen will. In der Enge seiner spärlich ausgeleuchteten Kammern wirft das kurze Aufleuchten von Selbstbestimmtheit und Einfallsreichtum ein helleres Licht als vermutlich überall sonst. Ist also unsere Normalität, die in Körper und Geist eingeschriebene Routine, ein trüber Himmel, an dem das Un- und Außergewöhnliche aufblitzt? Zum Beispiel Inspiration? Zum Beispiel Schmerz?

Das englische *pain*, die deutsche *Pein* leiten sich von der lateinischen »Strafe« her, *poena*, die ihrerseits vom altgriechischen *poine* (»Rache«, »Vergeltung«, dann auch »Sühnegeld«) herstammt. Erst später verknüpften sich mit der *poena* auch missliche, leidende Gefühle, noch später auch körperliche Empfindungen. Hier die Bedeutung von *pain* nach dem *Oxford English Dictionary* in der gegenwärtig geltenden Hierarchie:

1. *Strafe: Leiden oder Verlust, verhängt als Bestrafung für ein Verbrechen oder eine Beleidigung; Bußgeld.*
2. *Pein, Qual: aus psychischem oder physischem Leiden, einem unangenehmen Gefühl oder unerwünschten Wirkungen hervorgehende Bewusstseinsverfassung.*
3. *Schmerz: äußerst unangenehmes körperliches Erleben, wie es mit Krankheit, Verletzung oder negativ empfundenem physischen Kontakt (Einzelempfindung solcher Art) einhergeht; (eine Vielfalt solcher Empfindungen, wie sie bei einer Geburt erlebt werden).*
4. *Mühe: Sorgfalt bei der Durchführung eines Unterfangens; Anstrengung; gewissenhafte und aufmerksame Bemühung.*

Ich hätte eine ganz andere Reihenfolge erwartet; für mich ist *pain*, von allen Bedeutungen, die das Wort hat, in erster Linie mit Schmerz assoziiert. So viel Vermischung von Kategorien und mitschwingendem Urteil, so viele Geister, die uns in der Biografie des Wortes entgegentreten!*

»Geister können aus dem Ruder gelaufenes Leid sein«, erklärt Audrey Niffenegger, Autorin mehrerer Sammelwerke mit Gespenstergeschichten, deren Anziehungskraft. Ich bin kein Fan von Gespenstergeschichten, aber die Idee einer Verwandtschaft zwischen Leid (Kummer/Gram/Trauer) und Geistern/Gespenstern finde ich wunderbar, ebenso wie ganz allgemein die Frage, wie etwas zu etwas ganz anderem wird, zumal indem es aus dem Ruder läuft.

Zum einen: Das ist natürlich metaphorisch. Und Metaphern sind alles andere als Zierrat an der Oberfläche der Sprache, sie bilden ein Fundament unseres Kommunikations-, ja überhaupt unseres Erkenntnisvermögens. Zum anderen: Vielleicht ist es gar nicht metaphorisch. Alchemie, Chemie, Übersetzung, Umsetzung, Gestaltwandel: Eines verursacht oder verwandelt sich in etwas anderes (anscheinend oder scheinbar oder in echt), rings um uns, in uns, andauernd. Am spannendsten ist, wie diese verschiedenen Ebenen und Prozesse einander durchkreuzen, überschneiden, miteinander interagieren: das Bildliche und das Reale, das Geistige und das Körperliche, Verfahren (Prozess und Prozedere) und unser Widerstand dagegen.

* Wie viel eindeutiger ist das deutsche Wort *Schmerz*. Die Internationale Gesellschaft zur Erforschung des Schmerzes (IASP) definiert ihn so: »Schmerz ist ein unangenehmes Sinnes- oder Gefühlserlebnis, das mit tatsächlicher oder potentieller Gewebeschädigung einhergeht oder von betroffenen Personen so beschrieben wird, als wäre eine solche Gewebeschädigung die Ursache.« (A. d. Ü.)

12

Verwandt mit TV-Serien wie *Murder, Mord ist ihr Hobby, Law & Order* und vielen anderen, ist *Dr. House* eine sogenannte Episodenserie, die pro Folge einen Fall vorstellt, abhandelt und meist zu einem guten Ende bringt; hier im Klinikmilieu. Woche für Woche wird ein unmöglich zu lösender Fall von dem genial-wahnsinnigen Diagnostiker Dr. Gregory House gelöst (mit seltenen Ausnahmen). *Dr. House* erfüllt zahlreiche Konventionen einer Episodenserie, unter anderem führt die Sendung eine Reihe von Konventionen mit Wiederholungs- und Wiedererkennungswert ein.

Jede Episode beginnt mit neuen Charakteren, die noch keine Ahnung haben, dass sie bald Patienten sein werden, mit unweigerlich hochdramatischen Symptomen, die innerhalb von neunzig Sekunden mit voller Wucht zuschlagen. House, ein schräger Misanthrop, sträubt sich erst einmal gegen jeden neuen Fall. Hat er ihn aber übernommen, so beginnen die Diagnostizierung, das Gruppenbrainstorming eines handverlesenen Teams aus House untergebenen, ihrerseits herausragenden, ihn teils bewundernden, teils hassenden Ärzten und eine ganze Batterie von Tests, die der Eingrenzung der vielfältigen Hypothesen dienen. Es folgt eine abgegriffene Trope, die Kamerafahrt durch den Patientenkörper, eine erbauliche mikroskopische Reise. Unvermeidlich verfolgt das Team mehrere falsche Diagnosen, ehe es die richtige erwischt, genauer: ehe die richtige sich offenbart. Die Erleuchtung kommt immer dann, wenn House sich ein Sandwich holt oder aus Übermut einen Kollegen quält oder einen uninteressanten Klinikpatienten verarztet. Bis dahin werden ethische Grenzen ausgereizt und persönliche Grenzen überschritten. So weit, so gut.

Wie in den meisten guten Fortsetzungs- und zumindest vielen guten Episodenserien geht es unterhalb der oberflächlichen Handlung um die Beziehungen der Charaktere untereinander und mit sich selbst – um ihre Hoffnungen und Ängste, ihre Vergangenheit, ihre Grenzen. Im Zentrum steht House, der nicht nur ein genialer Diagnostiker ist, sondern auch chronischer Schmerzpatient, seitdem ein fehldiagnostizierter Arterienverschluss im rechten Oberschenkel zu Gewebenekrose geführt und ihn mit einem entstellten Bein und ausgeprägtem Hinken zurückgelassen hat. House ist darüber hinaus abhängig von Schmerzmitteln. Infolgedessen handelt die Serie, innerhalb der komfortablen Strukturen eines vorhersehbaren Serien-Bausatzes und genährt von mysteriösen medizinischen Fällen mit Happy End (meistens, wie gesagt), in erster Linie von Schmerz, und zwar der akuten und chronischen Spielart: von der Erfahrung, von den Konsequenzen, von seiner eigensinnigen Beharrlichkeit.

Prämisse: Körperliche Dysfunktion ist unvorhersehbar, komplex, ein Kaskadeneffekt, ein führerloser Zug, der gestoppt werden muss, ein zu lösendes Rätsel.

Prämisse: Körperliches Funktionieren ist kartierbar, erfassbar, organisiert und planmäßig, aber nur bis zu einem gewissen Punkt. Wie auf einer mittelalterlichen Landkarte hat die bekannte Welt des Körpers ihre äußeren Grenzen, jenseits deren ein grenzenloses, von Ungeheuern bevölkertes Meer in amorphe Schwärze zerfließt: die unbekannte Welt des Körpers.

Prämisse: Wir irren uns x-mal, bevor wir einmal richtigliegen.

Prämisse: Was ist besser/was ist schlechter: das lösbare Unbekannte oder das unlösbare Bekannte? Tipp: House' ursprüngliches Leiden war ein heilbares, blieb aber unbekannt und wurde deshalb nicht behandelt; jetzt ist es bekannt, aber unheilbar, und er hat es sich zur Lebensaufgabe gemacht, Unbekanntes in Bekanntes zu verwandeln. (Hoffnung ist zweischneidig.)

Prämisse: Wenn wir nach ihm greifen, bleibt der Schlüssel, den wir suchen, unerreichbar. Offenbarung/Erleuchtung (eine Form von geistiger Schöpfung) ereignet sich häufig durch Abgelenktheit, schräge Assoziation, zufälliges Nebeneinander – das heißt, durch Ausbrechen (*clinamen*).

13

Gehen wir noch weiter zurück. Es ist bemerkenswert, wie viel Primärwissen sich aus den dagegen vorgebrachten Sekundärargumenten herauslesen lässt – nicht anders als auch House es macht, wenn er einen Patienten, der ihm zu entgleiten droht, mit Medikamenten bombardiert, um bestimmte Leiden auszuschließen, nachdem sie entweder gar nicht wirken oder aber eine charakteristische Sorte Unheil anrichten.

Antiphon der Sophist lebte in den letzten Jahrzehnten des fünften vorchristlichen Jahrhunderts, er war Philosoph, Rhetoriker und Traumdeuter. Wenn er nicht lehrte und Reden für den Hof schrieb, lieferte er »Wortmedizin«, was ihm (wer hätte das gedacht?) den Spott der Komiker-Philosophen eintrug. Anscheinend interessierte er sich nicht nur für Politik und Geld, sondern bekämpfte Aberglauben, indem er den Leuten riet, sich nicht vor Träumen zu fürchten und nicht zu sehr auf Weissagungen zu vertrauen; beide waren zu seiner Zeit verbreitete diagnostische Werkzeuge. Auch Schmerz interessierte ihn, besonders, wie man ihn umgeht: Zu seinen Werken zählen angeblich auch eine Abhandlung mit dem Titel *Die Kunst der Schmerzfreiheit* und ein Leitfaden zur *Vermeidung von Leid.*

Wie von vielen seiner Zeitgenossen kennen wir auch von

Antiphon nur Fragmente seines Werks und, in größerem Umfang, spätere Verweise auf seine Schriften, in den meisten Fällen in Form von Gegenargumenten. Das ist wahrscheinlich auch besser so. Es heißt, er habe Lektionen in Schmerzlosigkeit angepriesen und behauptet, niemand könne ihm so schlimmes Leid anvertrauen, als dass er nicht imstande wäre, es aus dem Sinn des Berichtenden zu vertreiben.

Es haben sich 118 Fragmente erhalten, die von einzelnen Wörtern bis hin zur gelegentlichen Abfolge ganzer Absätze reichen. Herausgegeben hat sie Hermann Diels 1903 in seinen *Fragmenten der Vorsokratiker*. Ich stütze mich hier auf Katherine Freemans *Ancilla to the Pre-Socratic Philosophers* aus dem Jahr 1948, das eine vollständige Übersetzung von Diels ist. Gelegentlich breitet der Text ausführliche Argumente aus, nur um alsbald wieder in sonderbare, häufig sehr schöne Wortinseln zu zerfallen, die, aneinandergehängt, numinose Listen bilden.

Schattenfüßler
Großköpfe
Die unter der Erde wohnen

Manchmal ist vom Urtext kein einziges Wort mehr erhalten, und nur der Nachhall, das antwortende Echo verrät uns, dass er überhaupt existiert hat. Wann immer möglich, liefert Freeman einen Kontext, in den sich die frakturierten Äußerungen eines erhaltenen Textes einordnen lassen, sogar das gelegentlich Fehlende; sie vermerkt, aus welchem größeren Werk ein Fragment mutmaßlich überlebt, welches Argument es womöglich entwickelt hat. In diesem Sinn verweist sie häufig auf Antiphons »ungewöhnliche« Wortwahl; recht oft bezieht sich ein bemerkenswerter Wortgebrauch auf Wahrnehmungen, die er, getreu etablierter vorsokratischer Tradition, unmittelbar mit Schmerz verknüpft. Diese Herangehensweise ist plausibel: Für einen Geist, der sich für den Boden der Wahrnehmung (Erleben) als Schmerz (unliebsam) interessiert, sind die Worte, die er verwendet, um ihn zu beschreiben, aufschwingende oder zufallende Tore, die das Feld als solches eingrenzen.

(Wort für »ungesehen«, benutzt im Sinn von
»nicht Gesehenes, aber für gesehen Gehaltenes«)
(Wort für »ungefühlt«, benutzt im Sinn von
»nicht Gefühltes, aber für gefühlt Gehaltenes«)
(Wörter für »hindurchsehen« und »sichtbar«)
(Wörter für »Sicht«)
(Wörter für »Geruch«)
Wenn sonach in der Luft ein Aufeinanderprallen konträrer
Winde und Güsse geschieht.
(Wort für »noch einmal von vorn angefangen«)
(Wort für »vonstattengehen«)
(»Austausch«, benutzt für »Kombination« oder
»Vermischung«)
(Wort für »die vorherrschende Ordnung des Ganzen«)
(Wort für »das, was noch ungeordnet ist«)
Durch einen Wirbel
(Ein Mittel gegen Kopfschmerz verabreichen:) abstumpfen
(Wort für:) Blut haben

Nicht gesehen werden
Biwakieren (für »schlafen«)
Handhabbar (Metapher für Pferde treibend)
Verdoppeln und halbieren
Tintenfisch (bedeutet entkommen)

14

In seinem Interesse am Schmerz hatte Antiphon Vorläufer in Anaxagoras und anderen Vorsokratikern, die der Auffassung waren, Dasein sei gleich Wahrnehmen und Wahrnehmen gleich Schmerz (dicht gefolgt von Lust gleich Schmerz). James Warrens Aufsatz »Anaxagoras on Perception, Pleasure, and Pain« ist eine Art Studienausgabe der Thesen des Anaxagoras über Wahrnehmung, Lust und Schmerz:

(1) Gleiches ist von Gleichem unbeeinflusst.
(2) (Wahrnehmung ist oder beinhaltet Zuneigung.) [Implizit]
(3) Daher erfolgt alle Wahrnehmung über Gegensätze.
(4) Alles Ungleiche, mit dem wir in Kontakt kommen, verursacht Strapaze/Mühsal.
(5) Daher beinhaltet alle Wahrnehmung Strapaze/Mühsal.
(6) (Mühsal ist schmerzhaft.) [Implizit]
(7) Daher beinhaltet alle Wahrnehmung Schmerz.

Sein Konkurrent Theophrastus widerspricht Anaxagoras' Standpunkt mit plastischeren Worten: »[Er sagt, dass] jede Wahrnehmung mit Schmerz einhergeht … Denn jeder Gegensatz, mit dem wir in Berührung kommen, verursacht Bedrängnis … Denn grelle Farben und übermächtiger Lärm erzeugen Schmerz, und wir vermögen derlei nicht sehr lange zu ertragen.«

Anaxagoras mag das Fundament für das größere Haus des Erlebens-am-eigenen-Leib geschaffen haben, seine Postulate aber bilden, wie Antiphons Fragmente, sozusagen ein Diagramm der Migräne, das heißt: Durch die Linse der Migräne betrachtet, werden seine Formulierungen deskriptiv, unmittelbar, umfassend. Hier wie anderswo nimmt Migräne abstrakte Begriffe und macht sie konkret. Und offensichtlich war Anaxagoras der Meinung, dass Wahrnehmung – die, wie bereits festgestellt, von Natur aus schmerzhaft ist – ihren Sitz im Kopf hat.

Die daran anschließende Darlegung vorsokratischer Philosophie in Bezug auf die Gleichzeitigkeit von Schmerz und Lust ist eine, der ich widerstehen kann, weshalb ich froh bin, dass sie mein Thema nicht weiter betrifft, außer insofern, als akuter Schmerz das Bewusstsein für seine Abwesenheit schärft, wenn er sich denn auflöst: als eine seltsame und private Form von Lust, eine heilige Halle, in die man eintritt wie in den erhabenen Raum der Stille nach ausgedehntem Lärm – wie im Grunde alles, was uns Abwesenheit als physisch manifest wahrnehmen lässt.

»Nach großem Schmerz wird förmlich das Gefühl«: So formuliert es Emily Dickinson mehr als zweitausend Jahre nach Anaxagoras. »Pferd entpferdet also, was nicht Pferd ist«, schreibt C. D. Wright ungefähr einhundertfünfzig Jahre später über die Macht der Sprache – ihrerseits eine Form von Wahrnehmung basierend auf Schöpfung-durch-Kollision –, durch Benennung zu schaffen und zu zerstören, aber auch über das erfinderische Zusammenspiel von Seinszuständen.

Worauf will ich hinaus mit diesem Arrangement von Bruchstücken, die aus den Säulen der Vergangenheit geschlagen sind? Dasein sei Wahrnehmen, und Wahrnehmen sei Schmerz, und das führt uns wohin? Die in buddhistischen Abhandlungen prägnanter formulierte Prämisse, wonach alles Leben Leiden ist, interessiert mich hier nicht – nicht weil ich sie für unzutreffend hielte, nicht weil es nicht zu gleichen Teilen reizvoll und befremdlich wäre, Fundamente der östlichen und der westlichen Philosophie ineinandergreifen zu sehen, und nicht weil wir es hier nicht mit einem weiteren Beispiel für die abendländische Unsitte zu tun hätten, in fest etablierte Ideen oder Gepflogenheiten eine Fahne zu rammen und sie für neu entdeckt zu erklären, sondern weil sie – die Prämisse – mir so erschreckend inert vorkommt.

Viel mehr interessieren mich Zusammenstöße, Unfälle, die Vorstellung, dass auf diese Weise Neues entsteht und wir daraus bestehen: alles, was ist, als Folge von ordnungsfernen Vorgängen. Wahrnehmung ist unsere Fähigkeit – unsere Notwendigkeit –, am eigenen Leib zu erleben, woraus der Körper und alles ringsum entstanden sind. Dieses Erleben ist eine Art Schmerz. Infolgedessen ist Schmerz oberhalb dieser Grundlinie, Migräne mit ihrem akuten Schmerz und ihrer erhöhten Wahrnehmung, eine grellbunte, auf volle Lautstärke gedrehte Version genau dieser unserer fundamentalen Natur und Umwelt, unserer Realität. Genauso der Umgang mit ihr.

»Man muss kein Zimmer sein – damit es spukt …« (noch einmal Dickinson).

15

»Ach wär's noch damals, als wir dachten, das ist es; das war leicht zu erklären«, seufzt meine Neurologin, als ich sie nach der gängigsten Erklärung für Migräne frage – genauer: ob nach wie vor eine Gefäßverengung als Ursache gilt –, eine Frage, die ich alle paar Jahre stelle, um der Wissenschaft im Wandel auf den Fersen zu bleiben, allerdings nicht allzu dicht. Meine Neurologin sitzt im Laborkittel in einem rollenden Bürosessel, mein EEG in der Hand, und auf dem Stahltisch vor ihr liegen die gut ein Dutzend Nadeln, mit denen sie mir die exakt titrierten Dosen Botulinumtoxin A in Gesicht und Schädel injiziert hat, jede Injektion ein Wespenstich. Sie muss die Nadeln zählen, ehe sie entsorgt werden; es ist ein streng kontrolliertes Verfahren.

»Wir dachten, es liegt an den Blutgefäßen im Hirn, die sich zusammenziehen oder erweitern oder verkrampfen. Das konnte man sich vorstellen. Jetzt ist die gängige Meinung – jedenfalls der letzten Konferenz zufolge, die ich besucht habe –, dass die Ursache eine mindestens sechzehnphasige neurologische Kaskade ist, die vom Stammhirn bis zum präfrontalen Kortex verläuft. Offen gestanden«, setzt sie hinzu, »habe ich es nicht ganz verstanden. Ich könnte Ihnen mehr sagen, wenn ich die Handzettel hier hätte, die sie dort verteilt haben – es waren ein paar tolle Diagramme und Bilder dabei – ich schau mal, ob ich sie noch für Sie finde.«

Ich brauchte Jahre, bis ich es mit Botox probierte (»gegen Migräne«, fühlte ich mich stets genötigt hinzuzufügen). Weil es teuer ist und weil es anfangs recht umstritten war, und auch weil es nur gegen sehr spezifische Formen von Kopfweh hilft, muss man durch eine ganze Reihe von Reifen springen, ehe man zur Behandlung zugelassen wird: sorgfältige Dokumentation der richtigen Sorte Migräne und der richtigen Sorte gescheiterter Behandlungsversuche mit der richtigen Sorte von Medikamenten über den richtigen Zeitraum. Ich hatte den vorgeschriebenen Parcours viele Male durchlaufen, war jahrelang »geeignete Kandidatin« gewesen, aber immer wieder zurückgeschreckt, weil ich den Ergebnissen der Studien nicht traute und mich vor den potentiell erschreckenden, wenn auch extrem seltenen Nebenwirkungen fürchtete, die sich nicht einfach durch Therapieabbruch, durch Verzicht auf weitere Anwendungen umkehren lassen. Angeblich wirkt die Medizin, die ein starkes Nervengift ist, drei Monate, aber wenn wir nach der Halbwertszeit gehen, spukt jede einzelne Dosis erheblich länger durch den Körper.

Unsere Heilmittel sind ebenso zahlreich wie schwer dingfest zu machen. Lange haben wir sie gebraucht, lange haben wir sie gesucht, unsere wankelmütigen, geliebten Heilmittel. Und wie sollen wir beurteilen, ob sie wirken? Den weiten Raum zwischen Unheil und Wunderheil nimmt das Land des Nicht-genau-Wissens ein. Na gut – vielleicht können sie ja doch was. Diesen Monat war's, glaube ich, besser. Nein, es war schlimm, aber wer weiß, wie schlimm es gewesen wäre ohne … [*Zutreffendes bitte einsetzen*].

Plinius der Ältere – Naturforscher, Schriftsteller, Befehlshaber einer römischen Flotte im ersten nachchristlichen Jahrhundert – scheint das gesamte vorhandene Wissen seiner Zeit katalogisiert zu haben, und dabei schöpfte er großzügig, vielleicht maßlos aus seinen eigenen Reisen, den illustren Texten seiner Zeit und den tiefen Brunnen regionaler Volkskunde. Seine »Naturgeschichte«, *Naturalis historia,* die von der Astronomie bis zur menschlichen Natur, vom Krieg bis zur weltweiten Flora und Fauna reicht und, der Bibliografie zufolge, an die fünfhundert Autoren verarbeitet, umfasst natürlich auch das breite Spektrum der Krankheiten und Heilmittel.

Asthma erwähnt Plinius, der selbst ein Leidender war, in seinem Magnum Opus nur ein einziges Mal, jedenfalls in der derzeit erhältlichen Penguin-Ausgabe, die ich besitze und die lediglich eine Auslese des insgesamt siebenunddreißig Bücher starken Werks bietet, – »Essig hemmt chronischen Husten, Katarrh der Kehle, Asthma und Zahnfleischschwund« – obwohl die Krankheit sein Leben sehr beeinträchtigte. Ob er leichtsinnig seiner Neugier nachgab oder die Hoffnung hegte, einen Freund zu retten – er starb in Pompei, wohin er beim Ausbruch des Vesuvs im Jahr 79 gesegelt war, vermutlich an den giftigen Dämpfen, denen seine geschwächte Lunge nicht standhielt. (Seine Mannschaft, die er angewiesen hatte, sich zum Schutz vor dem Bimssteinhagel Kissen auf den Kopf zu binden, überlebte.)

Sechs Einträge befassen sich mit Kopfschmerz. Wer ihn

nicht bekommt: »Bewohner Indiens und Äthiopiens, die über sieben Fuß hoch sind, nie spucken und nie unter Kopfschmerz, Zahnschmerz und Schmerz in den Augen leiden.« Was ihn heilt: »Roher Kohl am Morgen, verbunden mit etlichen weiteren Zutaten; eine Girlande Polei-Minze« (die den Kopf auch gegen Verletzung, Kälte, Hitze und Durst schützt); »ein Wickel mit Thalassaigle (oder Potamaugis) um den Kopf; das Haar am 17. und 29. des Monats schneiden«; und dies:

Ein Getreidekorn zu schälen, während eine Sternschnuppe fällt, heilt den Kopfschmerz sehr rasch, heißt es, und mildern lässt sich ein Schmerz im Kopf auch, wenn man einen Umschlag mit Essig macht, der über Türangeln gegossen wurde. In gleicher Weise wirkt das Seil eines Selbstmörders, wenn es um die Schläfen gebunden wird.

Nach zweieinhalb Jahren teurer Injektionen alle drei Monate, schmerzhaft währenddessen und noch Tage danach, bin ich noch immer nicht sicher, ob es hilft. Vielleicht? Wie viele andere Therapien wurde auch Botox zur Behandlung von Migräne zufällig entdeckt, weil eine Untergruppe von Personen, hauptsächlich Frauen, die sich Botox zu kosmetischen Zwecken spritzen ließen, eine Abnahme der Kopfschmerzhäufigkeit erlebte. Ausreichend viele registrierten den Zusammenhang, kamen überhaupt auf die Idee, etwas zu sagen, und wurden, so ist zu vermuten, ernst genug genommen, dass am Ende aus anekdotischen Einzelfällen Studien und Behandlungspläne hervorgingen. Von der kosmetischen Anwendung unterscheidet sich der heutige therapeutische Einsatz von Botox durch Strapaze, Dosierung, Stärke und Platzierung, ist aber tatsächlich ein dem Zufall entsprungenes Beiwerk der Faltenglättung. Eine Art Auswahl nach zufälligen Nebenwirkungen, unbeabsichtigt und wenig verstanden, aber hey – es hilft ja sonst nichts, also versuchen wir's halt – genau wie Betablocker, SSRI- und trizyklische Antidepressiva, Hormonersatztherapien, Antikonvulsiva und vieles andere.

PRÄMISSEN:

»Und wenn wir falsch liegen?« »Dann erfahren wir eben was anderes.«

»Wissen Sie, es gibt andere Methoden, mit Schmerz fertigzuwerden.« »Nämlich? Lachen, Meditieren? Haben Sie jemanden, der mein drittes Chakra repariert?«

»Tabletten machen mich nicht high; sie machen mich neutral.«

»Sie sind unleidlich.« »Ich habe Schmerzen.«

»Was sagt uns der Schmerz also? Gar nichts.«

(*Dr. House*)

AUSPROBIERTE MEDIKAMENTE UND ALTERNATIVE HEILMETHODEN (AUSWAHL):

Akupunktur, Amitriptylin, Antibabypille, Betablocker, bioidentische Hormone, Botox, Chelat-Therapie, Chiropraktik, Eliminationsdiät, Fieberkraut, Fischöl, Florinef, Frovatriptan, gluten-/getreide-/koffein-/alkoholfreie Ernährung, Gua Sha, hoch dosiertes Vitamin C, Homöopathie, Hormonersatztherapie, Kalziumantagonisten, Kalzium-Magnesium-Präparate, Kraniosakraltherapie, Massage, Maxalt, Meditation, Naratriptan, Neurontin, nichtsteroidale Antiphlogistika (zahlreiche), Nortriptylin, Osteopathie, Östradiol, Ondansetron, Paracetamol, Paroxetin, Pestwurz, Physiotherapie, Qigong, Reiki, Relpax, Rotationsdiät, Schröpfen, Seasonique (Kontrazeptivum), Sumatriptan, Tai Chi, Topamax, Traditionelle Chinesische Medizin, Triggerpunkttherapie, Tui-Na, Valproinsäure, Wild-Yam-Creme, Yoga.

ERLEBTE NEBENWIRKUNGEN (AUSWAHL):

Blutdruckabfall, Brain Fog (kognitive Dysfunktion), Depression, Dissoziation, Durchfall, Erschöpfung, Gedächtnisverlust, Gewichtszunahme, Gewichtsabnahme, Hautprobleme, kognitive Störungen, Konzentrationsstörungen, Kopfschmerz (vermehrt), Kribbeln, Lethargie, Muskelschwäche, Reizbarkeit, Schwindel, Schwitzen, sexuelle Dysfunktion, soziale Phobie, Stimmungsschwankungen, Stottern, Taubheitsgefühle, Tremor, Übelkeit, Verstopfung, Wortfindungsstörungen, Zuckungen.

»Können sie denn nichts *machen*?«, fragt mein Vater (ein Arzt) am Ende unseres Kopfwehgesprächs, das wir fast jedes Mal führen, wenn er anruft.

16

Alle guten Theorien sind falsifizierbar. An mir. Von mir. Aber welche? Wann? Wie? Bei aller Übereinstimmung in ihren Behauptungen und zugleich Unvorhersehbarkeit in ihrem Agieren, vielmehr Reagieren – auf Medikamente, auf den Verlauf eines Tages – lässt sich schwer vorhersagen, was mich jeweils erwartet. »Manchmal wache ich mit einem Schmerz der Stärke fünf auf«, sage ich, auf die verhasste Rating-Skala zurückgreifend, »nehme eine Tablette und habe für den Rest des Tages Ruhe. An anderen Tagen wache ich mit einer Fünf auf, und drei Tabletten später ist es so, als hätte ich gar nichts genommen.« »Ja«, sagt meine Neurologin mitfühlend. »Wir verstehen nicht, warum das so ist. Wahrscheinlich hängt es davon ab, an welchem Punkt der Kaskade Sie sind.«

Wir operieren immer innerhalb der Scheuklappen unseres aktuellen Wissens, mit der Goldfischkugel-Perspektive, die uns keine Wand zeigt, bis wir irgendwann ans Glas knallen, und selbst dann … Allein die Erkenntnis, dass unsere Sicht beschränkt ist, ist oft sehr hart erkämpft und dann nur von fraglichem Nutzen: Selbst wenn wir die äußere Begrenzung wahrnehmen, sehen wir ja nicht über sie hinaus – wir können uns kaum die veränderliche Grenzlinie vorstellen, geschweige denn die zurückweichende Wand.

Ich war vier, als im Sommer 1976 Bob Segers »Night Moves« seine lange Laufzeit als tragende Säule im UKW-Radio begann.

I was a little too tall
Could've used a few pounds
Tight pants points hardly renown
She was black-haired beauty with big dark eyes
And points all her own sitting way up high
Way up firm and high …

Ich habe den Song schon als Kind geliebt, war aber natürlich viel zu jung, um zu kapieren, dass es um Sex ging, weshalb ich mir das jugendliche Paar nicht als Verliebte vorstellte, sondern als aufstrebende Jungdetektive, die sich nachts davonschleichen, um ihr, tja, eben ihr Detektivding zu machen.

Out past the cornfields where the woods got heavy
Out in the back seat of my '60 Chevy
Workin' on mysteries without any clues
Workin' on our night moves …

Das Vakuum, das aus meinem Nichtverstehen entstand, füllte ich mit meiner eigenen Version, die sich nahtlos in etwas Lesbares verwandelte, aus meinem Niveau. Verhören kann man sich nicht nur im Ohr, sondern auch im Kopf.

Noch schwerer fassbar ist es, sich zu verschauen. Ein Merkmal des Binokularsehens ist, dass der blinde Fleck in jedem

Einzelauge durch das Zusammenwirken beider Augen kompensiert wird. Das Gehirn kombiniert die durch beide Sehnerven eintreffenden Reize und füllt selbstständig den leeren Raum: Es ergänzt das Fehlende, indem es vom Bekannten auf das Unbekannte schließt. Was nichts anderes heißt, als dass wir nicht wissen, was wir nicht sehen, im wahrsten Sinn des Wortes. Ähnliche Mechanismen sorgen dafür, dass gewisse Degenerationserkrankungen sich lange Zeit unbemerkt entwickeln können, solange nicht jedes Auge einzeln untersucht wird: Ein Defekt im peripheren Gesichtsfeld wächst oft ins Riesenhafte, ehe wir ihn zur Kenntnis nehmen. Und wenn das der Fall ist, wenn wir ihn aufgrund seiner schieren Größe doch noch bemerken, dann nie in unserem unmittelbaren Blickfeld. Dass ein Defizit überhaupt vorhanden ist, erfahren wir nur durch das, was uns überrumpelt, uns scheinbar aus dem Nichts heraus trifft.

Beispiel (gut): »Ist Ihnen irgendwas aufgefallen, das den Migräneschmerz verstärkt?«, fragt die Massagetherapeutin, als sie mein ausgefülltes Aufnahmeformular überfliegt. Mein Ohr gerät ins Stolpern, hört – beinahe – die viel typischere Frage, die ich eigentlich von ihr erwartet hätte, nämlich sinngemäß: »Ist Ihnen irgendwas aufgefallen, das den Schmerz reduziert?« Wie ungewöhnlich: Statt – aus guter Absicht und Selbstüberschätzung, die blinden Flecken im Schlepptau – mit der Tür ins Haus zu fallen, weil sie sicher ist, die Sache besser machen zu können, will sie erst wissen, worauf sie achten muss, um sie nicht zu verschlimmern.

Beispiel (schlecht): Ein bestimmter Arzt glaubt mein »sehr schweres Leiden« zu verstehen und ist sicher, dass er es heilen kann. Als meine Symptome nicht auf seinen Behandlungsplan ansprechen, sagt er, er sei nicht mehr überzeugt, dass meinem »allgemeinen Krankheitsgefühl« überhaupt eine Ursache zugrunde liege.

Beispiel (schlecht): Eine Heilpraktikerin, frustriert von der Verschlimmerung meiner Migräne parallel zu ihren therapeutischen Maßnahmen, blickt mir bedeutungsvoll in die Augen und sagt: »Sie werden einen anderen Weg finden müssen, sich Gehör zu verschaffen.«

Beispiel (typisch): Eine Pilates-Trainerin unterbricht unser Stretching, um mir einen Reflexpunkt an meinem großen Zeh zu zeigen. Gnadenlos hineinbohrend, versichert sie mir, sie werde damit jedes Kopfweh los, egal, wie schlimm, und daher habe sie nie Schmerzen. Ich bohre pflichtbewusst und halte eine ganze Woche durch, denn vielleicht ist das ja auch mein Zufallswunder. Sie ist sichtlich enttäuscht, als ich wunderlos wiederkomme.

Beispiel (aus der Literatur): Ein angesehener Arzt schildert im Vorwort zu einem Buch über Migräne, das ein anderer angesehener Arzt verfasst hat, die Sicht des Insiders: »Da ein umfassendes Verständnis der Komplexität und Vielfalt einer in ihrer Phänomenologie in jeder Hinsicht faszinierenden Krankheit fehlt, sind viele Ärzte nur allzu froh, wenn ein Patient in seiner Verzweiflung Hilfe bei Heilpraktikern sucht, fast darauf hoffend, dass die Ergebnisse ebenso mager wie kostspielig sein werden.« (William Gooddy)

Beispiel (aus erster Hand): »Nichts ist bedrohlicher für das eigene Selbstbild als ein Patient mit einem Problem, das man nicht lösen kann.« (Atul Gawande)

Fazit (eines von vielen): Es ist nicht nur unsere eigene Hoffnung, unsere eigene Furcht, durch die wir heimtückisch navigieren; es ist auch die sehr vieler anderer Menschen.

17

Samstags auf dem Fußballplatz. Die Sechs- bis Achtjährigen fallen um wie die Fliegen. Die Kunst des Fallens – eine strategisch übertriebene Reaktion auf Körperkontakt – ist Bestandteil vieler Mannschaftssportarten, sie ist ein vielgenutztes Psychospiel bei allem, was im weitesten Sinn mit Gesundheit und Kraft zu tun hat, nirgends jedoch wird sie so perfektioniert wie im Fußball. In der Eastside-Jugend ist Spanisch die meistgesprochene Sprache, aber wir können kein Spanisch, was das Fallen und Rollen, das Sich-Winden im Gras schwerer lesbar macht.

Schmerz als unwillkürliche Reaktion oder Schmerz als Darbietung? Vorgeführter Schmerz zum Zweck der Vorteilsnahme, Verführung, Demonstration, komplett erfunden oder lediglich hervorgehoben, zur besseren Sichtbarkeit? Es ist was passiert, oder ich möchte Sie glauben machen, dass was passiert ist. Hier, sehen Sie, lassen Sie mich helfen. Die Darbietung macht Unsichtbares oder Erfundenes sichtbar, posaunt hinaus, was andernfalls womöglich privat bliebe.

»Was hast du denn gemacht?«, fragt ein Kollege lächelnd, als er mich mit einem Post-OP-Schuh durch den Flur humpeln sieht. Mehrere Jahre lang hat er kaum mit mir gesprochen, hat mich eigentlich nie was gefragt. Wenn das äußere

Erscheinungsbild zwar auf Schmerz hindeutet, aber irgendwie mit Freizeitsportverletzung oder allgemeiner Tollpatschigkeit in Verbindung gebracht werden kann, steht die Tür für alle Kommentare offen. Meine Antwort – OP am Zeh wegen einer angeborenen Fehlstellung – öffnet keine erheiternde Perspektive und lässt die Unterhaltung gleich wieder verstummen. Wenn die Gelegenheit sich bietet, schauen wir lieber nicht hin. Zum Hinschauen gezwungen oder aufgefordert, fordern wir uns rasch zum Wegschauen auf.

Die Interaktion erinnert mich an einen anderen Wortwechsel mit einem anderen sonst wortkargen Kollegen, einige Jahre zuvor. »Wann ist es so weit?«, platzte er mit einer unverstellten Mischung aus Ungläubigkeit, Abscheu und Beunruhigung heraus, als er mich, im achten Monat schwanger, die Treppe hinaufkeuchen sah. Bei manchen Leiden hilft kein kunstvolles Fallen. Unsichtbarkeit hat ihren Preis, aber dasselbe gilt auch für die Sichtbarkeit.

Einmal erfand ich über Wochen hinweg eine Fortsetzungsgeschichte für meinen Sohn. Darin ging es um eine Bande von Unterwasserfreunden, lauter Sonderlinge – eine verwaiste Meerjungfrau, einen Oktopus im Raumausstatterbusiness, einen kindsköpfigen Belugawal und eine unversöhnliche alte Schildkröte. Sie lebten in dem Schloss, das die Meerjungfrau von ihrem Vater geerbt hatte, und zwar in dem einen Flügel, in dem es nicht spukte. Was sie morgens zum Frühstück aßen, war für den Einzelnen artangemessen und für alle anderen abstoßend. Einmal im Monat hatten sie ein Stelldichein mit der Schwester der Meerjungfrau am Kai eines bestimmten Hafenbeckens, zu dem beide Parteien tagelang unterwegs waren, die Unterwassertruppe schwimmend, die ehemalige Meerjungfrau über Land – sie hatte vor Jahren aus Liebe zu Wald und Vogelsang auf ihren Fischschwanz verzichtet. (Sie bereute ihre Entscheidung nicht, vermisste aber das Schwimmen, das ihr vereinbarungsgemäß fortan verboten war.)

Ihre sonstigen Abenteuer erlebte die Gang durch eine Schatzkarte, die sie in die geheimen Nischen des Ozeans führte – Kelpwald, Strudel, Geburtsort von Luftblasen, Quelle der Dunkelheit, Ursprung des Lichts; dort liegen die magischen Kräfte des Meers. Die vier Freunde besuchten auch die Belugamutter, die Sehnsucht nach ihrem Kind hatte. Eines Tages mussten sie sich der Angst stellen, mit der sie ständig lebten. Sie sperrten das unheimlichste Zimmer im Spukflügel des Schlosses auf und fanden dort einen gefolterten Zombiehai, der immer im Kreis schwamm und nach Blut lechzte. Ich weiß nicht mehr, warum ich irgendwann nicht mehr weitererzählte.

Doch, ich weiß es. Mit der Zeit wurde die Geschichte formelhaft, fast versatzstückartig. Ich hatte sie satt, sie langweilte mich, es verging immer mehr Zeit von einer Folge zur anderen, und dann vergaß ich immer wieder, wo wir aufgehört hatten, wo ich wieder anknüpfen sollte. Heute erinnere ich mich kaum noch. Margo hieß die Meerjungfrau, die echte, die ihr Element nicht verlassen hatte. Eine Mahnung daran, wie viel durch uns hindurchgeht, wie viel von uns abfällt, wie flüchtig Prozesse wie Elternschaft, wie Schmerz ihrem Wesen nach sind? Nach zwei Wochen Abwesenheit mit nur kurzen täglichen Anrufen skypen wir, mein Sohn und ich, mit viel Trara, und ich erzähle ihm eine Gutenachtgeschichte. Dass wir einander sehen können, macht uns am Ende beide traurig. Es hat den Schmerz sichtbar gemacht. Oder wir haben, weil füreinander sichtbar, einen Schmerz daraus gemacht. Hilfreich war beides nicht.

18

POSTULAT:

»Ich behaupte doch überhaupt nicht, dass Sie keine Schmerzen hätten.«

»Sie sagen, mein Schmerz sei klischeehaft.«

»Ich sage, Schmerz vergeht.«

»Ist er bei Ihnen vergangen?«

»Körperlicher Schmerz ist anders.«

»Ich ließe mir eher das Bein abhacken …«

»Das können Sie nicht sagen, Sie wissen doch gar nicht, wie es sich anfühlt …«

»Sie auch nicht.« (*Dr. House*)

Gedankenexperiment ist ein würdiger Name für einen oft verzweifelten Prozess. *Was wäre, wenn? Was wäre, wenn? Was wäre, wenn?* Nicht nur das dauernde Abwägen möglicher Vorgehensweisen mit allen Vor- und Nachteilen, nicht nur das notwendige Spekulieren darüber, was möglich ist oder vernünftig – *Kann ich aufstehen? Kann ich fahren? Kann ich heute arbeiten? Wann kann ich wieder arbeiten? Und wie lang werde ich arbeiten können?* –, sondern auch das magische Denken, das Pseudofeilschen, in das man wider bessere Einsicht immer wieder verfällt. In allererster Linie ist es eine

Methode, sich vor sich selbst zu beweisen, zu proben, wie sehr man dies und jenes verhindern will.

Würde ich mir eine Hand abhacken? Ja, die linke. *Meinen Traumjob aufgeben?* Solange wir zu essen haben. *Meine erste Liebe nicht gehabt haben?* Gemeine Frage. Vielleicht. Wahrscheinlich. *Meinem Kind Leid geschehen lassen?* Nein. *Die Lyrik aufgeben?*

»Das ist gut. Das ist ungewöhnlich«, murmelte vor Jahren die Ärztin, der ich mehr vertraute als allen anderen, scheinbar zu sich, als sie prüfte, wie kräftig mein Händedruck war, während ich ihr bestimmte Sätze nachsprach: *Ich möchte gesund sein. Ich möchte krank sein. Ich möchte vollkommen gesund sein. Ich möchte ein bisschen krank sein.* Bei einem Arzt mit weniger Erfahrung, weniger Anteilnahme hätte ich mich geweigert. »Kein Teil von Ihnen scheint sich mit Ihrer Erkrankung zu identifizieren«, sagte sie munter, »was zum größten Teil gut ist. Wir erleben häufig, dass Langzeitpatienten eine Identifizierung mit ihrer Krankheit entwickeln, die thematisiert werden muss.«

Mitgefühl liebt die Krise. Sie ist etwas Neues, sie hat Drama, sie ist von begrenzter Dauer, sie hat das Potential für Heldentaten. Im Umfeld einer Krise schießt Gemeinschaft aus dem Boden, tief empfunden und tatkräftig, aber eben zeitlich beschränkt – vom Gipfel an geht es bergab. Eine Krise vergeht, genau wie die spontan entstandenen Strukturen, die sie stützen. Das dürfte entwicklungsgeschichtlich bedingt sein: Alles Chronische, diese hartnäckig andauernde, gleichbleibende Bedürftigkeit – es langweilt. Dann aber auf einmal die Krise, die wieder unsere Aufmerksamkeit fordert! So oder so – wenn es chronisch wird, ist es mit der Anziehungskraft des Mitgefühls meist vorbei, und wir gleiten einfach hindurch und weiter. Was bedeutet das für ein Leiden, das beides ist: akut und chronisch, gleichsam ein Notfall in Endlosschleife, aber mit unterschiedlich langen Unterbrechungen?

»Ich nähme es dir ab, wenn ich könnte«, sagt meine Mutter am Telefon, regelmäßig.

Wenn die Tage sich türmen, entsteht in mir der Gedanke, tot zu sein – es ist kein Selbstmordgedanke im eigentlichen Sinn; es ist eher eine Fantasie: welche Lust es wäre, aufzuwachen und körperlos zu sein – so fühlt sich manchmal die Klärung an (*dieses förmliche Gefühl*), wenn sie dann endlich eintritt. Schmerz schottet ab, er macht einen zur Insel, macht distanziert, selbstbezogen, unfähig, einen Funken Energie aufzubringen oder auch nur Interesse. Einerseits. Andererseits nimmt er einem die Rüstung ab, macht verletzlich, lässt Distanzen schrumpfen und Verbundenheit entstehen, macht einen durchlässiger, als man je war. Im Schmerz nehmen manche Formen von Einsamkeit Gestalt an, aber andere lösen sich auf. Die dicken Glaswände der Gesundheit, die sonst unsichtbar Körper und Geist abschirmen, zersplittern, oder sie verschwinden irgendwie.

Die Obdachlose, die an der ohnehin kakophonen Kreuzung um Kleingeld bettelt, ist eines von Vielem, was einfach zu viel ist im zerfaserten Zustand anschwellender Migräne, aber es gibt auch ein Hineingleiten in den Schmerz, und ohne es zu wollen, ja ohne einen Gedanken fühle ich ihren Schmerz aus den Trümmern meines eigenen heraus, der mir schon unerträglich ist, *obwohl* ich ordentlich ernährt und sauber gekleidet und gut untergebracht und sogar bestens versorgt bin. Ich projiziere meinen Schmerz auf sie und ihre Lage, und obwohl es überhaupt nicht stimmt – ich weiß doch gar nichts von ihr, ich weiß nicht, wer sie ist, wie es ihr geht, was sie aushalten muss –, stelle ich sie mir so vor, so falsch es ist. Es gibt keine Wand. Sondern ich bewege mich andauernd an Abgründen entlang, in die alles Mögliche verhängnisvoll hineinstürzen kann.

Lebendig sein kann unter Umständen schlimmer sein, als nicht zu leben; darin sind wir uns einig, oder? Ich interpretiere hier nichts in die Bettlerin hinein, sondern spreche von mir. Es schien mir immer sonnenklar, dass der Schmerz, würde er nicht durch Medikamente im Zaum gehalten, zu viel wäre. Meistens stelle ich mir vor, wie ich von einem Dach springe; keine Ahnung, warum. Vielleicht weil es dort oben luftig ist, und frische Luft, eine kühle Brise ist bisweilen eine Erleichterung, wenn die Migräne ihre heiße Hand auf mich drückt. Vielleicht auch, weil das Dach der Kopf des Gebäudekörpers ist.

Das sind keine Suizidgedanken, und ich bin nicht depressiv. Hier ist die Ausführungsfunktion am Werk, unsere intuitive Verhaltenssteuerung, und es ist ein nur andeutungsweise skizzierter Strategieplan – nur eine winzige, eine ganz nebelhafte Übereinkunft mit mir, denn ich bin ja eine der Glücklichen: Für mich gibt es Medikamente, und meistens wirken sie. Irgendwann wirken sie. Dennoch stelle ich, wenn ich auf den texanischen Highways unterwegs bin, eine Ängstlichkeit an mir fest, die ich früher nicht hatte. Vor den engen, verstopften, von aggressiven Fahrern wimmelnden Straßen in Boston fürchte ich mich nicht, und auch in Manhattan, San Francisco, Athen bin ich ohne Probleme herumgefahren. Aber die Autobahnen von Austin mit ihrer Endlosigkeit bis in den Himmel hinein, sie verschrecken mich ein bisschen. Irgendwas stimmt nicht mit der Farbe des Asphalts, mit dem Einfallswinkel der Sonne, vor allem aber mit den himmelhoch ragenden Überführungen, über denen nur Blau ist: die windigen Dächer, die sie heraufbeschwören.

19

Angor animi: »Seelenangst« – Angst um die psychische Integrität, Gefühl drohender Auflösung.

Cephalalgia: Kopfschmerz, nichts weiter.

Ich bin nicht krank. Ich habe Schmerzen. Ich suche nicht nach einer verborgenen Bedeutung, denn es gibt keine. »Man kriegt, was man kriegt. Hat nichts damit zu tun, was man verdient«, faucht House zur Antwort auf einen sentimentalen Kommentar. Ich sage nicht, das Leben im Allgemeinen oder meines im Besonderen sei bedeutungslos. Ich sage, da gibt es kein *da*, oder nur da ist *da*. Ich sage, gute Frau, würden Sie das zu einem Fünfjährigen sagen, der auf der Krebsstation vor sich hinstirbt? Denken Sie, die sterbende Ulme muss nur etwas über ihre Zeit als Schössling sagen? Glauben Sie nicht mehr an die Biologie?

Sometimes it's like someone took a knife, baby, edgy
and dull
And cut a six-inch valley through the middle of my skull
At night I wake up with the sheets soaking wet
And a freight train running through the middle of my
head … (Bruce Springsteen)

Der Song behauptet zwar, es gehe darin um Begierde, aber, Bruce, zumindest bei diesen Zeilen kaufe ich dir das nicht ab – das ist Schmerz. Gefräßig, grell, gottserbärmlich ist dieser oft übermächtige Bestandteil des Daseins, meines Daseins – er *ist* einfach, er *macht* einfach, und eine Bedeutung hat er nicht. Was nicht heißt, dass es nicht eine Menge zu lernen gäbe.

LEKTION: TRANSITIVE EIGENSCHAFTEN ODER: FOKUSSIEREN HEISST TILGEN

(STAFFEL 1, FOLGE 11, »TOD AUS DER WAND«)

Wegen einer Wette setzt House sein Vicodin ab, und seine Schmerzen (jetzt eine Kombination aus dem ursprünglichen Leiden und Entzugssymptomen) werden allmählich übermächtig. In seiner Verzweiflung schlägt er sich mit dem keulenartigen Stößel aus einem zu Dekorationszwecken herumstehenden Apothekenmörser brutal auf die linke Hand. Erst grimassiert, dann grinst er, dann lehnt er sich in jäher Erleichterung zurück. »Das Hirn hat eine Sortierfunktion für Schmerzen, es registriert die schwerste Verletzung und verdrängt die anderen«, erklärt Minuten später der Freund und Kollege, der seine gebrochene Hand schienen will, »hat's funktioniert?« »Meine Hand schmerzt wie die Hölle. Ja, ich fühl mich besser«, antwortet House, bevor er die Schiene ablehnt und einen Verband verlangt: »Ich will sie nämlich noch gegen die Wand rammen können, falls die Dosis nicht mehr reicht.«

Siehe auch: »Wie der ist, mit welchem man den größten Teil des Tages zusammen ist, so wird man notwendigerweise auch selbst in seiner Art.« (Antiphon, 62)

LEKTION: SCHWEIGEN IST AUCH EINE SPRACHE

(STAFFEL 3, FOLGE 14, »UNEMPFINDLICH«)

Fasziniert von einer Patientin mit einem seltenen Gendefekt, in dessen Folge deren Schmerzempfinden vollkommen ausfällt, versucht House mit wachsender Verbissenheit, die paraliptische Sprache ihres Hirns zu entschlüsseln. Gehetzt, wie er ist, stellt die Patientin für ihn gleichsam einen lebenden Gral dar. Sie spielt aber nicht mit – verweigert sich sowohl seinem Interesse als auch seinen Annahmen –, sondern beruft sich darauf, dass das fehlende Schmerzempfinden seinerseits ein Schmerz ist, führt die Verletzungen an, die sie gar nicht bemerkt oder sich unabsichtlich zufügt, den lähmenden Aufwand, den ihr die tägliche Körperpflege abverlangt, die Einschränkung durch die unumgänglichen Vorsichtsmaßnahmen. Schließlich geraten sie in eine giftige Debatte darüber, wem es schlechter geht, wer von seinem Leiden – von Dauerschmerzen beziehungsweise deren Gegenteil, der völligen Schmerzunempfindlichkeit – stärker beeinträchtigt ist, beide wettern gegen die Version der Gefangenschaft des anderen und weigern sich, die paradoxe Ähnlichkeit ihrer jeweiligen Zellen zur Kenntnis zu nehmen.

Siehe auch: »Gerechtigkeit besteht darin, die gesetzlichen Vorschriften des Staates, in dem man Bürger ist, nicht zu übertreten.« (Antiphon, 44)

LEKTION: PASS BLOSS AUF, WAS DU DIR WÜNSCHST

(STAFFEL 5, FOLGE 12, »EINE WELT VOLL SCHMERZ«)

Konfrontiert mit dem Fall eines Mannes, der unter derart qualvollen chronischen Schmerzen leidet, dass er sich wiederholt das Leben zu nehmen versucht (auch während des Krankenhausaufenthalts, mit der Hilfe seines kleinen Sohns), gehen House und sein Team einem breiten Spektrum potentieller Ursachen nach. Unter den Möglichkeiten, die sie in Betracht ziehen, ist eine opioidinduzierte Hyperalgesie: übermäßige Schmerzen aufgrund genau der Medikamente, mit denen er behandelt wird. Die Schmerzen des Patienten, so die Annahme, haben sich im Lauf der Zeit von ihrer ursprünglichen Ursache zu einer sozusagen behandlungserfüllenden Prophezeiung entwickelt: »Schmerzen und die dagegen wirkenden Mittel verändern die Hirnchemie, manchmal so gravierend, dass das schmerzverarbeitende System denkt, der Schmerzkiller wär' der Killerschmerz«, erklärt House. Um die Hypothese zu prüfen, unterziehen sie den Patienten der Qual des kalten Entzugs: Sind die Schmerzen tatsächlich opioidinduziert, sollten die Schmerzrezeptoren des Körpers nach dem Entzug, so entsetzlich er sein mag, in ihren Normalzustand zurückfinden. Das ist leider nicht der Fall, das Team hat sich geirrt; in diesem Fall ist die Ursache eine andere, die Schmerzen, unter denen der Patient leidet, sind nicht durch Schmerzen zu beseitigen.

Siehe auch: »Auch vom Heißen gibt es immer noch Heißeres.« (Anaxagoras)

LEKTION: DER MENSCH IST, WAS ER ISST

(STAFFEL 5, FOLGE 16, »SANFTE SEITE«)

Diese Folge ist anders. Keine Vor-, keine Hintergrundgeschichte. Eines Tages verhält sich House völlig atypisch, nämlich nett. Er gibt den besorgten Eltern eines Patienten nach und führt einen völlig überflüssigen Test durch; er lässt eine Gelegenheit, einen Kollegen zu triezen, ungenutzt verstreichen; er ist freundlich zu Klinikpatienten. Es stellt sich heraus, dass er sein Vicodin gegen Methadon eingetauscht hat, was nicht ungefährlich ist – einmal hat er einen Atemstillstand –, aber es macht ihn schmerzfrei. Dafür nimmt er erhebliche Selbstschädigung, sogar den Tod in Kauf; allerdings gibt er auch dem Drängen von Freunden nach und lässt im Schlaf seinen Atem überwachen, und er ist einverstanden, seine Medikation kontrollieren zu lassen. Ehe seine Chefin/Freundin/Angebetete dem neuen Therapieplan zustimmt, ist er sogar bereit zu kündigen – dabei ist ihm die Arbeit angeblich das Wichtigste in seinem ansonsten schmerzentstellten Leben. Dann aber unterläuft ihm eine Fehldiagnose. Befeuert durch schmerzlosigkeitsinduzierte Leichtigkeit oder

Leidensfreiheit, trifft er andere Entscheidungen als sonst oder gelangt auf andere Weise zu Entscheidungen: Der Fall gerät ihm durcheinander, und er scheitert an einem diagnostischen Rätsel, das er früher mühelos geknackt hätte. Der Patient trägt keinen Schaden davon; es geht nicht um Schuld. Das Problem ist vielmehr, dass House ohne die dauernde Irritation seiner Schmerzen, ohne dauerndes Leiden, ohne die Reibung, den ständigen Druck – irgendwas: schwer zu sagen, was genau es ist – nicht er selbst ist. Seine Genialität ist verknüpft mit seinen Schmerzen, und ohne Schmerzen schwindet auch die Genialität. Er stellt die Methadoneinnahme wieder ein.

Siehe auch: »Eine Eklipse des Mondes entsteht durch Umkehrung seiner Schale.« (Antiphon, 28)

20

Die Episodenserie ist eine Form, und Form ist ihrerseits eine Art Sprache. Ungeachtet gelegentlicher Handlungen, spricht *Dr. House* von Schmerz, und zwar durch die immer gleiche Syntax der jeweiligen Folge. Sehr direkt, sogar anstrengend unverblümt, was House' Lage betrifft, nämlich seine Schmerzen und seine Schmerzmittelabhängigkeit, führt jede weitere Folge vor, wie er mit diesen beiden Polen lebt, notfalls unter Rückgriff auf Wiederholungen, damit wir es auch ganz bestimmt begreifen. Nie außer Griffweite und häufig nachbestellt, hat er das Fläschchen mit seinen verschreibungspflichtigen Pillen in der Tasche, in der Hand, auf dem Badewannenrand oder dem Nachttisch. Als alter Hase, der er ist, wirft sich House gern mehrere Vicodin auf einmal ein: pur, ohne Wasser. Nicht selten sehen wir ihn zusammenzucken oder, in einem unbeobachteten Moment, ein wahreres, nämlich leidendes Gesicht zeigen, während er seinen beschädigten Oberschenkel massiert. So konstant wie der amerikanische Akzent des Schauspielers (Hugh Laurie ist Engländer) sind auch sein auffälliges Hinken und der Stock, auf den er sich stützt.

Eine provokantere Methode, House' Schmerzen in den Vordergrund zu rücken, ist die Frequenz, mit der seine Freunde (komplizierte Bezeichnung) und Fachkollegen (dito) sie erwähnen – nicht ernst und anteilnehmend (obwohl auch das von Zeit zu Zeit vorkommt), sondern flapsig, wortgefechtsmäßig. Ein typischer Dialog sieht dann so aus: Als er ungewöhnlich bereitwillig einen neuen Fall übernimmt, sagt House' Chefin/Freundin/Angebetete: »Das ging jetzt aber leicht!« Er sagt: »Wir sind im Aufzug, wie soll ich hier weglaufen?« Worauf sie, mit erhobener Braue, antwortet: »Weg*laufen* geht ja sowieso nicht.« »Autsch«, sagt er, Gekränktheit mimend, »das ist gemein.«

Solche Einschübe, was bedeuten sie? Vielleicht sind sie nur ein Versuch, eine schräge Note in die Serie zu bringen. Vielleicht spiegelt House' Umgebung auch die Art von Witzen, die er sonst selber macht, oder seine Neigung zur Direktheit, sogar Grausamkeit. Aber es scheint auch noch um etwas anderes zu gehen. Die Gemeinheit ist akzeptabel – sie ist spielerisch, vielleicht kokett –, weil House immer derjenige ist, der das Sagen hat: Sonst ist er der Fiesling, und das rechtfertigt er nicht nur mit seiner Genialität, sondern auch mit seinen chronischen Schmerzen. Wenn andere sich über ihn lustig machen, verspotten sie eigentlich den Schmerz. Ihre Scherze heben die eigene Oberflächlichkeit hervor: Sie bemühen sich, House' Schmerzen von House als Person zu trennen; sie behaupten, sein Leiden sei für das außergewöhnliche Ganze, das er darstellt, unbedeutend, ja nebensächlich. House selbst behauptet das Gegenteil; er versichert, seine Schmerzen seien von ihm nicht zu trennen, daher auch die Notwendigkeit, sie zu bekämpfen.

Werden wir von unseren Schmerzen definiert? Nur wenn

sie sehr schlimm sind? Nur wenn wir es zulassen? Nur wenn wir sonst nichts anderes haben? Weil House so brillant sei, scheinen die Sticheleien zu sagen, müsse er sich nicht von seinen Schmerzen bestimmen lassen. Aber das stimmt nicht – House ist sehr weitgehend von seinen Schmerzen definiert. Sie beherrschen alles, sie lassen ihn nie in Ruhe, sie greifen in jeden Bereich seines Lebens ein. Ist es also diese Diskrepanz, die zu demonstrieren ist – eine Nichtmitteilbarkeit, eine Unübersetzbarkeit im Kern?

»Es gibt zweierlei Schweigen, das einem Übersetzer zusetzt: physisches und metaphysisches«, schreibt Anne Carson. Hier ist das physische Schweigen, von dem sie spricht, extern, es ist das Vakuum rund um ein altes Fragment, das von seinem einstigen Umfeld isoliert wurde. Metaphysisches Schweigen hingegen »ist Schweigen im Inneren von Wörtern selbst«. Wo sie von gelegentlicher Unübersetzbarkeit spricht, könnte sie ebenso gut die Sprache des Schmerzes beschreiben: »Jeder Übersetzer weiß, dass irgendwann ein Punkt kommt, an dem sich Sprache nicht mehr in einer anderen Sprache wiedergeben lässt.« Das Problem ist kein oberflächliches, es hat nichts mit der Definition oder dem Gebrauch eines Begriffs zu tun; es reicht sehr viel tiefer, fast unergründlich tief. »Was, wenn wir innerhalb dieses Schweigens ein noch viel tieferes entdecken – ein Wort, das gar nicht die Absicht hat, übersetzbar zu sein? Ein Wort, das sich selbst beendet.« Über den Umweg Homers gelangt sie dann zu einer »nur den Göttern bekannten Sprache« und von dort weiter zu Johanna.

21

»Mit seiner atemberaubenden Kameraführung und seiner eindrucksvollen Bildgestaltung machte Carl Theodor Dreyers *Die Passion der Jungfrau von Orléans* der Welt klar, dass Filme Kunst sein können«, verkündet The Criterion Collection, das technisch aufgewertete Kopien von bedeutenden Werken der Filmgeschichte auf modernen Trägern anbietet, in seiner Kurzcharakterisierung vorneweg. Der vielgerühmte Film über Johannas Martyrium durchlief seinerseits etliche Martyrien. Zensiert und zweimal verbrannt, kannte man fünfzig Jahre lang nur eine verstümmelte, verfälschte Version davon. »Dann, 1981, tauchte wundersamerweise eine Kopie des dänischen Originals, vollständig und in sehr gutem Zustand, in einem Wandschrank einer norwegischen Nervenheilanstalt auf.« Die rekonstruierte französische Version dieser Kopie ergab einen Film, der als »dem Original wahrscheinlich sehr nahe« gilt.

Nachdem ich monatelang auf den genau richtigen Moment gewartet habe, sehe ich mir den Film endlich an. Mir ist klar, dass er 1928 gedreht wurde. Mir ist klar, dass man damals eine sehr andere Auffassung von Film und Schauspielerei und Frauen hatte als heute. Mir ist auch klar, dass der Stummfilm alternative Formen des Sprechens finden muss.

Bild für Bild finde ich den Film schön: opulent gestaltet, von meisterhaftem Bildaufbau. Aber ich hasse ihn. Diese Johanna – zitternd und mit andauernd weit aufgerissenen Augen, tränenselig, mädchenhaft, abwesend und ausweichend, im Grunde nichts anderes als ein Alptraum männlichen Wunschdenkens vom tugendhaften Weibchen in aller Schwäche und Schwächlichkeit, ein zerbrechliches kleines Stück Mumm, du meine Güte! – diese Johanna ist nicht meine.

Dennoch bin ich fasziniert, wie uns Dreyer auf mehr als drei Vierteln des Wegs, den der Film zurücklegt, in den Szenen, die Johannas Verurteilung wegen Rückfälligkeit und ihre anschließende Hinrichtung zeigen, seinen Übergang vom Reich der Fotografie ins Reich des Films vorführt. Siebenundachtzig Minuten lang bewohnen wir eine visuelle Welt aus wüst gemeißelten Menschengesichtern in Nahaufnahme, die als Prozession kontrastreicher Schwarzweißporträts über die Leinwand ziehen und nicht nur an Standfotografie, sondern an Renaissancemalerei, an byzantinische Ikonen, an griechische und römische Büsten erinnern. Die Wirkung ist derart gewaltig, dass diese Gesichter, auch wenn sie leben und sich bewegen, aussehen wie durch Stop-Motion animierte Objekte.

Dann schickt uns Dreyer auf einmal ins Freie, wo wir bisher nur in Räumen waren, er schickt uns unter Bürgersleute, wo wir bisher nur Geistliche und tumbe Kerkerwächter zu sehen bekamen, und unter diesen Bürgersleuten sind Frauen, und auf einmal wird uns klar, dass wir bisher in einer Welt waren, die ausschließlich aus Männern plus Johanna bestand:

Johanna in Männerkleidern und mit geschorenem Haar, Johanna in hoch stilisierter, hysterienaher, quelläugiger Ekstase und Furcht, in erotisch gefärbter Begeisterung und in süßlich »weiblichen« Tränen, umringt, immer umringt von Männern, die daherkommen wie zum Leben erweckte Statuen, meist als ganze Parade, die ins Bild strömt wie einem Clownswagen entsprungen.

Aber jetzt steigt von dem Feuer, das töten wird, der Rauch auf, und eine Menschenmenge ballt sich – zerlumptes Volk mit sentimentalen Gesichtern und Zahnlücken, mit dämlichen Mützen, animalischem Blutdurst und rückgratlosem Wonneschauern – sie alle schnell geschnitten, rauchvernebelt, chaotisch. Und mittendrin erfasst die Kamera auf einmal einen trinkenden Säugling, und dieses Bild ist klar und stabil. Keine ganze Frau, nur Brust und Baby. Der Säugling unterbricht kurz sein Tun, lässt die Brustwarze los – vorgeblich, um einen unerträglich »schwangeren« Augenblick lang zu der Bühne zu starren, auf der sich das Drama von Johannas Tod abspielt – und kehrt danach zu ihr zurück, hakt sich fest, saugt heftig.

Das Baby ist ein Schlag mit stumpfer Waffe, eine alberne Geste, aber es geht natürlich nicht um das Baby, sondern um die entblößte Brustwarze, die über die Leinwand geistert: unverstellt, unverschwommen, voll aufgerichtet, einen kurzen Moment lang ein authentischeres Subjekt für die Kamera und, durch sie, für den Blick des Zuschauers. Nach so viel mühseligem Stochern nach *Bedeutung,* nach so viel geschlechtsklischeebehaftetem Gesülze kommt die ausdruckslose, nackte Brustwarze – die einfach nur stumm anwesend ist – als unerwartete Erleichterung daher. Womöglich ist sie die einzige ehrliche Aufnahme, die einzige ehrliche Äußerung in der ganzen Sache.

22

Ziemlich am Anfang ihres Buchs *Der Körper im Schmerz* bezeichnet Elaine Scarry den Schmerz (in der akuten körperlichen Version) als im Grunde nicht verbalisierbar: »Der körperliche Schmerz hat keine Stimme … Dass der Schmerz sich gegen Sprache sträubt, ist weder zufällig noch nebensächlich, sondern bezeugt, was er in Wahrheit ist.« Wenn er uns in seinen Klauen habe, sagt sie, mache er uns nicht eigentlich stumm, sondern führe uns in einen vorsprachlichen Zustand zurück, in dem Äußerungen nicht verbal seien, sondern Stöhnen und Ächzen. »Der körperliche Schmerz ist nicht nur resistent gegen Sprache, er zerstört sie; er versetzt uns in einen Zustand zurück, in dem Laute und Schreie vorherrschen, deren wir uns bedienen, bevor wir sprechen lernen.« Es ist nicht die Insel, die ins Meer hinaustreibt, sondern wir sind die Insel, die versinkt.

Von diesem Hafen bricht Scarry auf, um zu erforschen, »warum der Schmerz die Sprache zerrüttet und zerrütten muss«, aber ich stelle fest, dass ich lieber hier verweilen möchte, in der Zerrüttung. Kann nicht neben der Zerstörung Schöpfung stehen? Sind nicht Bruchstücke das Material für Mosaike? Anders gesagt: Kann es nicht sein, dass Schmerz nicht vorsprachlich, sondern außersprachlich ist, außerhalb der Normen stehend, mit denen die herrschenden Sprachformen üblicherweise ordnen und Aussagen treffen? Könnte dieses Außenstehen außer der Möglichkeit – der Notwendigkeit! – von Erfindung nicht auch Widerstand (Genie-Wahnsinn) und Unübersetzbarkeit (unüberbrückbarer Abgrund) einschließen?

Das Problem mit den üblichen Schmerzskalen, scheint mir, ist, dass sie nicht von den richtigen Leuten erstellt werden, nämlich denen, die unter Schmerzen leiden. Schmerz wird oft fälschlich als Sprache gehört, die nicht kommuniziert; tatsächlich aber fügen sich die scheinbar chaotischen Fragmente, mit denen wir Schmerz beschreiben, wenn wir unter ihm leiden, zu durchaus sinnvollen Kategorisierungssystemen. Forscher, schreibt Scarry, hätten die Scherben eingesammelt, die »scheinbar zufälligen Worte, die von Patienten am häufigsten benutzt wurden«, zu kohärenten Gruppen zusammengefasst und darin eine Logik entdeckt, Dimensionen der Kartierung, die nicht nur für die Diagnose, sondern auch für die Behandlung und manchmal für die Heilung relevant sind.

Pochend, flackernd, zuckend, pulsierend, klopfend: zeitliche Dimension.

Brennend, heiß, glühend, sengend: Wärmedimension.

Beengend, drückend, zermürbend, beklemmend, zermalmend: Dimensionen einschnürenden Drucks.

Wir sehen also gleich hier, auf den ersten paar Seiten, auf denen die Autorin eigentlich das Gegenteil versichert, wie Schmerz eine Sprache in oder neben der Sprache entwickelt.

Virginia Woolf wiederum nimmt zu Anfang ihres Essays

»Über das Kranksein« eine Haltung ein, die ein nahtloser Vorgriff auf Scarrys selbstwidersprüchliche Position zu sein scheint. Außer fehlenden Mut und fehlende Fantasie beklagt sie den Mangel an Literatur, die Schmerz und Krankheit zum Thema machen, und verweist auf das, was sie die Armut der Sprache an sich nennt. »Lasst einen Leidenden versuchen, einem Arzt einen Schmerz in seinem Kopf zu beschreiben, und augenblicklich versiegt die Sprache … Er ist gezwungen, selbst Worte zu prägen und, den Schmerz in der einen Hand und einen Klumpen reinen Klangs in der anderen … beide so ineinanderzudrücken, dass am Ende ein ganz neues Wort herausfällt.«

Wir müssten, um neue Wörter zu erfinden, direkt zur Quelle, was eine Art Präventivschlag ist. Im Grunde aber hat der Essay etwas anderes vor, er nimmt in Angriff, was nach allgemeiner Ansicht nicht möglich ist: nämlich mit einer alchemistischen Verschiebung der Wahrnehmung und Aufmerksamkeit den Suchscheinwerfer der Sprache über das unzugängliche Gelände des Schmerzes schweifen zu lassen.

Während Scarry dem Schmerz seltsame Autonomien zuerkennt – schon auf den ersten Seiten ihrer Einleitung *triumphiert* er, *findet Zugang* und *zieht nach sich* –, erkennt Woolf den unter ihm Leidenden seltsame Autonomien zu. »Wie erstaunlich, wenn das Licht der Gesundheit schwindet«, bedeutet auch: Wie erstaunlich, wenn das Licht der Krankheit angeht, gefolgt von, wie hier, den »unentdeckten Ländern, die sich dann erschließen … welche Brachen und Wüsten, welche Abgründe und blumengesprenkelte Wiesen«.

Schmerz und Krankheit verändern. Sie insistieren: »Den

ganzen Tag, die ganze Nacht mischt der Körper sich ein.« Sie erfinden: »Stumpft oder schärft, färbt oder entfärbt, lässt bei Juniwärme wächsern werden und härtet zu Talg im Februargrau.« Sie isolieren: »Es ist ein unberührter Wald in jedem [Menschen]; ein Schneefeld, wo selbst der Abdruck von Vogelfüßen unbekannt ist.« Sie isolieren: »Dorthin gehen wir allein, und es ist uns lieber.« Sie erfinden: »Andere Geschmäcker setzen sich durch; jäh, stoßweise, intensiv.« Sie insistieren: »Dieses Ungeheuer, der Körper, dieses Wunder, sein Schmerz.«

23

Die aus dem Reich der Gesundheit verbannten Kranken müssen in ein anderes Land übersiedeln. Was wird hier zerschmettert, Sprache oder die wahrgenommene Welt, die Sprache üblicherweise beschreibt? Mit ihren Eskapaden durch die tendenziösen Betrachtungen des schmerz- oder krankheitsveränderten Bewusstseins, dessen hingerissene, wenn auch launische Blicke auf die innere und die äußere Umgebung sie transkribiert, scheint mir Woolf ein Stück auf die Bühne zu bringen, in dem ich alle Rollen beherrsche:

Hier bin ich, allein in dem fremd gewordenen Raum, und spüre den Augäpfeln in den Augenhöhlen im Knochengehäuse des Gesichts nach, sehe Licht über die Wand wandern.

Oder – dieses Blatt! Das ist mein Schattenblatt, so perfekt an seinem Platz, so perfekt da, da, da. Jetzt fällt es. Jetzt Abwesenheit perfekt, wo es hing. (»Das also ist die ganze Zeit vor sich gegangen, ohne dass wir es wussten!«)

Oder, wie üblich die üblich verheerenden Nachrichten überfliegend, an diesem Tag, in dieser Stunde, dieser Minute, das bin ich, betrachte die Gesichter, sehe sie ganz genau an, die Gesichter und die geneigten Körper von Menschen, die Tiere, die Orte im Chaos, die da vorgeführt werden, und ehe ich mich versehe, bellt mein trockenes Schluchzen in den leeren Raum. (»Das also ist die ganze Zeit vor sich gegangen …«)

Bald aber verlässt man dieses »Schneefeld der Seele«. Der Schmerz hat den Kopf (deinen) in eine andere Richtung gedreht, und was geht dich das heruntergefallene Blatt an? Zeit, den Blick wieder abzuwenden von den Nachrichten. Wieder Zeit, wenn »der Held zur süß schmeckenden weißen Flüssigkeit wird«, denn »wenn der Lebenshaken noch in uns steckt, müssen wir uns immer noch winden«. (»Sie sprechen leise«, bemerkt der Toningenieur des Radiosenders, als er das Mikrofon für das Interview zurechtrückt. »Nein«, sage ich, »ich weiß nur, wann ich leise zu sein habe.«)

Wenn, wie Woolf zu bezeugen scheint, Schmerz nie einfach nur Schmerz ist, sondern Schmerz+, dann ist Migräne – diese neurologische Störung, die als Kaskade durchs Hirn rauscht – vielleicht Schmerz++. Störung stört: Muster, Annahmen, Gewohnheiten, Alltag, normatives Funktionieren von Körper und Geist. Aufgestört, enthüllen sich Reiche: das revidierte Reich, entstanden durch das, was neu hinzukam oder fehlt, und das Reich der Revision – heißt: das Reich des Wissens darum, dass das Reich revidiert werden kann. Bei allem unleugbaren Aufprall und Gepolter ist die wahrscheinlich nachhaltigste Wirkung der Migräne die Erkenntnis dieser radikalen Formbarkeit: unserer. *Dies, jenes, hier, dort, ich, du* – das alles wie einem Mechanismus unterworfen, ein Einstellrad, das aufdreht, ein Einstellrad, das herunterdreht. Aber nicht du drehst das Rad, das Rad tut es selbst, und das klickende Geräusch dabei, das bist du.

»Die Feinkontrolle (und, unter normalen Umständen, der

Spielraum) dessen, was wir ›Gesundheit‹ nennen, könnte paradoxerweise auf Chaos basieren«, schreibt der Neurologe Oliver Sacks. »Vielleicht gilt dies ganz speziell für Migränepatienten … Vielleicht kann die Migräne selbst als ›seltsamer Attraktor‹ – ein Lieblingsbegriff der Chaostheoretiker – wirken.«

SCHMERZFREIE MIGRÄNESYMPTOME (MEINE)

Aural: Akustische Halluzinationen (bestimmte Wörter, diffuses Gemurmel, Summen, Surren, Hall- und andere Effekte), Geräuschempfindlichkeit, gesteigertes Hörvermögen

Kognitiv: Brain Fog, Desorientiertheit, Dissoziation, erhöhtes Lesevermögen, erhöhte Wortfindung, Konzentrationsabfall, Konzentrationsschärfe, Störung des Zeitgefühls, vermindertes Lesevermögen, Wortfindungsschwierigkeiten

Olfaktorisch: akute Geruchsempfindlichkeit, erhöhter Geruchssinn, olfaktorische Halluzinationen (Kiefernwälder, Speisesaal, Mutter, Toast, Latrine)

Sonstiges: Blutdruck- und Kreislaufschwankungen, Bewegungsübelkeit, Muskelkater, Muskelkrämpfe, Muskelschwäche, Schwitzen, Wärmeregulationsstörung

Stimmung: angepasst, annehmend, distanziert, dünnhäutig, energiegeladen, enthemmt, entnervt, erregt, euphorisch, feindselig, gehemmt, gereizt, großmütig, kritisch, lässig, leer, leidenschaftlich, liebevoll, neugierig, paranoid, risikofeindlich, risikofreudig, ruhig, rührselig, teilnahmslos, traurig, ungeduldig, verzweifelt

Taktil: Druckgefühl im Kopf (verstärkt durch Vorbeugen, Niederlegen, Kinnheben oder Heben der Arme über den Kopf), erhöhtes Berührungsempfinden, Erstickungsgefühle, Hautempfindlichkeit, Intoleranz gegenüber Berührungen von Hals und Kopf, Juckreiz, veränderte Tiefenwahrnehmung

Verdauungsapparat: Appetitanregung, Appetitlosigkeit, Diarrhö, Entwässerung, Heißhunger, Übelkeit, Unterzucker, Verstopfung, Wassereinlagerung

Visuell: akute Lichtempfindlichkeit, veränderte Farb- und Lichtwahrnehmung, Schleiersehen, Hyperscharfsehen, visuelle Halluzinationen (Flimmern, Schatten, Lichtblitze [meist blau])

24

Die Migräne sagt: Nur herein, diese Türen stehen immer offen. Die Migräne sagt: Nur zu, zähl nur, miss nur, ich woge derweil herum wie ein Schwarm Fische. Die Migräne sagt: Wenn du um 3:05 Uhr in einem Winkel von dreiunddreißig Grad entgleist und der Taupunkt abfällt und die Spottdrossel eben erwacht ist, wie lang dauert es dann, bis du bremsquietschend zum Stillstand kommst? Die Migräne sagt: Vergiss es, Wälder *sind* Bäume, alle. Die Migräne sagt: Ist das dein Codewort, oder ist das ein neuer Spitzname für mich? Die Migräne sagt: Ich bin die Farbe, und du, Baby, du bist die Leinwand. Die Migräne sagt: Dieser Käfig ist ein Spiegel, dieser Käfig kann sich selbst zum Verschwinden bringen; hier, ich mache ein Tablett aus dir für den Himmel.

Zunehmend, abnehmend, überschattend – Mond deines Morgens, Mond deiner Nacht, sagt die Migräne: Jetzt ist alles schwarz und weiß und grau; heute kein Blau mehr hier drin. Die Migräne sagt: Vor einer Minute war hier noch eine Symphonie, eine Minute lang saßen alle Farben des Regenbogens auf Messers Schneide dieser ganzen trüben Angelegenheit.

Nun zieht der Sturm wieder ab in einer Reihe
kleiner, schlecht ausgeleuchteter Schlachtszenen,
jede »In einem anderen Teil des Felds«.
(Elizabeth Bishop)

Prismatisch ist die Sichtweise der Migräne. Durch sie sehen wir die Welt prismenförmig. In ihr sehen wir uns prismiert. Klingt das so, als wollte ich sämtliche Erscheinungsformen haben? Es kommt vor, dass sämtliche Erscheinungsformen auftreten, manchmal erkennbar aufeinander folgend, manchmal in unendlichen neuen Kombinationen nach wer weiß welchen Regeln. Migräne ist nicht Gefäß; sie ist Werkzeug, Apparat, Instant-Inkubator, der mit Stimmen und Licht um sich wirft.

Es war Zufall, dass Donald Judd, der für seine glatten minimalistischen (das Wort hasste er), kalkuliert in Dialog mit ihrer Umgebung gestellten Skulpturen berühmt war, während des Hängens in der Galerie plötzlich erkannte, dass ein bestimmtes dreidimensionales Gemälde nicht an die Wand gehörte, sondern genau dorthin, wo es in dem Moment war, auf den Boden (unvorhersehbares Ausbrechen). Absicht war es hingegen, dass die Stiftung, deren Gast ich war, sich entschied, ihr Residenzprogramm in demselben westtexanischen Städtchen anzusiedeln, in dem sich Judd Jahre zuvor niedergelassen hatte, fernab des New Yorker Kunstbetriebs.

Auf der Suche nach einer Alternative zu den Museen und Galerien der Metropole ließ Judd auf einem ehemaligem Militärgelände das Museum Chinati bauen, um eigene Werke, aber auch andere Künstler auszustellen, und damit begann Marfas (partielle und anhaltende) Verwandlung vom weitgehend unbekannten einstigen Eisenbahnstädtchen in der texanischen Wüste zu einer renommierten Außenstelle der Kunst, zu der Menschen aus aller Welt kommen. Bei den Überlegungen der Stiftung spielten sicher viele Faktoren eine Rolle: Landschaft, Abgelegenheit, Größe, verwandte Magie unterschiedlicher Art. Aber es bestand auch die Absicht, Künstler und Ideen zusammenzubringen, weshalb ich ein paar Wochen nach meiner Ankunft mehrere private Besuche von Judds *100 untitled works in mill aluminum* vereinbaren kann.

Diese hundert riesigen Boxen aus poliertem Aluminium stehen in zwei ehemaligen Flugzeughangars, den sogenannten »Schuppen« auf dem Gelände des Chinati. Sie sind ein Meisterwerk strikter Wiederholung als Mittel unendlicher Variation, sie sind Kunst, die sehr stark auf Wahrnehmung setzt, auf Kontext und Rahmen, auf das Spiel des Lichts. »Jedes der 100 Werke hat außen die gleichen Dimensionen (41 × 51 × 72 Zoll), innen aber ist jedes Stück einzigartig.« Könnte das Prisma der Migräne schmerzlos sein und ließe sich das Migränehirn durch die Linse von hundert polierten Aluminiumboxen brechen, die Wüstenerde und Wüstenhimmel spiegeln, dann sähe sie so aus.

Willkommen in der vergrößerten inneren Kammer, scheint das Eintreten zu sprechen. Dein Atem ist ein Blasebalg. Hier in der Stille klingt jeder Laut, wenn er klingt, durch das gesamte Feld, vom Anschwellen bis zum Absinken, hinunter zum vibrierenden Verklingen, das du nicht mehr hörst, nur spürst. Licht wird eingefangen, jetzt hält es dich als Geisel, macht funkeln, macht fremd, schlägt düster hell. Manchmal ist das, was du siehst, eine Rampe, manchmal ein Abgrund, manchmal ein Raster, ein Gittergewebe, ein Schleier, ein Spiegel. Manchmal verschwindet, was zuvor noch da war, und Etwas tarnt sich als Nichts. Dort draußen, jenseits – die Bruchbuden, in denen wir essen und trinken und sterben, die vorbeirasenden Autos und die Vögel im Sturzflug – egal, lass sie, jetzt sind wir hier, und alles andere ist anderswo. Heilige Halle des inneren Halls: Wir könnten den ganzen Tag hier stehen und starren, und manchmal tun wir es auch.

Oder: Willkommen im Stück. Schauplatz sind diese Objekte auf dieser Bühne. Die Bühne ist der Ort, an dem du stehst, und auch dein Geist. Die heutige Vorstellung, wie die Vorstellung jedes Tages, zeigt in der Hauptrolle deine Wahrnehmung in der Endlosschleife Körper-speist-den-Geist-speist-den-Körper-speist-den-Geist. In Raum. Und Zeit.

25

Die *100 works*, dieser private Tempel, den ich aufsuche, um Gott zu finden oder nicht, mein Ich zu finden oder nicht – dieses Kunstwerk möchte ich lieber mit niemandem teilen müssen, und wundersamerweise muss ich es auch nicht: Die einsame Andacht ist ein Geschenk dieses Aufenthaltsstipendiums, meiner Freistellung. Mit meinen Studenten hingegen gehe ich gern zu *The Color Inside*, einer der »Skyspace« genannten Lichtinstallationen von James Turrell auf dem Dach eines Gebäudes der University of Texas: ein Ritual zum Beginn jedes neuen Semesters.

Der Skyspace ist ein Freisicht-Observatorium im Herzen des Hauptcampus. Durch eine Öffnung im Dach, das sogenannte Auge, beobachten die Besucher den Himmel und nehmen ihn völlig anders wahr als an jedem anderen Ort. Bei Sonnenauf- und -untergang werden die Wände zusätzlich in wechselndes farbiges Licht getaucht, das einen starken Kontrast zum natürlichen Himmelslicht in der Dachöffnung bildet und das Kunsterlebnis erzeugt. Nur zu diesen beiden Zeiten, sagt Turrell, sei seine Kunst sichtbar. Der Skyspace selbst steht zu jeder Stunde des Tages offen.

Wir gehen abends hin, wenn die Sonne untergeht, und beobachten eine Stunde und elf Minuten lang, wie eine orchestrierte Aufeinanderfolge farbiger Lichter unsere Wahrnehmung der jeweiligen Himmelsfarbe auf den Kopf stellt. Turrell hat seine Hausaufgaben gemacht: Optik, Farbenlehre, die Physik des Lichts, die Wahrnehmungsphysiologie – Gehirn und Auge. Aus verborgenen Quellen aufwärts projiziert, kriecht Farbe über die reinweißen Wände und die Decke rings um das Kuppelauge und sättigt sie schnell. Es beginnt langsam, hat schon Fahrt aufgenommen, und bis wir endlich merken, was geschieht, ist das Schauspiel schon in vollem Gang. Unser ovaler Himmelsausschnitt hat Register und Ausmaß verändert: gewöhnliches Blau (von Natur aus schon schön) wird tiefer, wird elektrisch, wird Türkis, Graugrün, Smaragdgrün, Eisblau, Himmelblau, Erbsengrün; verblasst zu Taubengrau, dann Weiß, Steingrau vielleicht, Beige, Kürbisorange, Schlammbraun, dann Schwarz. Und wieder zurück, wieder Blau, unsere Füße berühren Boden, heben ab, weiter, anderswohin, weg. Manchmal – Zufallswerk – gleitet ein Vogelschwarm oder ein Flugzeug durch den Himmelsausschnitt.

Meine Aufzeichnungen, die das Kunsterleben letztlich als Frage – *Wie entsteht Etwas aus Nichts?* – formulieren, mit Blick auf die Wahrnehmungsprozesse und deren Formbarkeit, erinnern ein bisschen an eine Abhandlung über Migräne: Wir tun nichts anderes als wahrnehmen. Alles ist relativ. Eines erfindet das andere (neu). Immer übersetzen wir. Wahrnehmung ist eine Form von Übersetzung. Sprache ist eine Form von Übersetzung. Alles verknüpft. Das Gehirn ist eine Vergleiche anstellende Maschine. Alles existiert in der Zeit. Alles erzeugt seine eigene Zeitachse.

»Bei meiner Arbeit geht es mehr um den Blick des Betrachters als um meinen eigenen«, erklärt Turrell, als er uns die Elastizität der Mechanismen erklärt, mit denen wir steuern und benennen, werden und werden lassen. Wunderbar. »Das beeinflusst unsere Sicht des Himmels ...«

Das ist witzig, sage ich zu ihnen: Er macht den blauen Himmel braun! Waren die Überraschungsgänse nicht total irre? Schaut doch, wie lang er das Rot zurückhält und es uns dann so richtig um die Ohren haut. Es ist auch politisch, sage ich: Er zeigt uns ganz genau, wie weit wir unseren Augen trauen dürfen. Und es ist persönlich, sage ich: Wir vergleichen Notizen – wann der Himmel hereingedrängt, wann er sich zurückgezogen hat, wann die Wände sich aufgelöst haben, wie unser Sehen ins Trudeln geraten ist, ob Gelb ein Geheimnis, einen Geruch hat, ob das Kuppelauge ein Schüler ist, ein Periskop, ein Mikroskop, ein Vogelei, ein Auge Gottes – und entdecken dabei, wie individuell, wie einmalig der Prozess ist, mit dem jeder Körper und jeder Geist »das Kunsterlebnis erzeugt«.

26

In *Strange Tools: Art and Human Nature* postuliert der Philosoph Alva Noë, hinter dem angeborenen Drang des Menschen, Kunst zu schaffen und zu erleben, stehe nicht das Streben nach einem Objekt (Nomen), sondern der Wille, an einem Prozess mitzuwirken (Verb). Insbesondere sei das Kunstschaffen eine Art des Erforschens.

Dem würden die meisten Künstler wohl zustimmen, denke ich: Das Produkt (das Kunstwerk) mag das Angestrebte sein; was ge- und erlebt wird aber, das ist der Prozess, der dorthin führt. Neu scheint mir an Noës Ansatz, dass er das Kunstschaffen und den ihm zugrunde liegenden Drang spezifisch als eine ihrem Wesen nach forschende Tätigkeit, als ein das eigene Ich und die Welt erkundendes Tun begreift. »Kunst gibt uns die Möglichkeit, dem Akt der Umsetzung unseres bewussten Lebens beizuwohnen, die Welt in den Fokus des wahrnehmenden (und anders gearteten) Bewusstseins zu rücken«, lese ich bei Noë und denke sofort: kenne ich. Das heißt, Migräne mag unerwünscht sein, und sie mag nichts bedeuten, aber sie ist ein Weg, den eigenen Innenraum zu erforschen.

»Das Gesetz steht auf der Seite der Normalen«, sagt Virginia Woolf, und wer wollte ihr da widersprechen? Bei Schmerzen oder Krankheit »hören wir auf, Soldaten in der Armee der Aufrechten zu sein; wir werden Fahnenflüchtige«. Aber Fahnenflucht durch Einberufung verlangt, dass wir ebenso sehr einrücken wie zurückbleiben. Da wird es vielleicht wenig überraschend sein, dass unsere neue Verpflegung nicht nur aus unserer veränderten Wahrnehmung besteht, sondern auch aus unserem veränderten Verhältnis zur Sprache. »In der Krankheit scheint es, als besäßen Worte eine mystische Beschaffenheit … In kranken Zeiten, wenn die Polizei frei hat, schleichen wir uns geduckt … und die Worte geben ihren Duft frei und verströmen ihr Arom.«

Innensprache, Außensprache, Worte, die ihren Duft freigeben. Lyrik sei eine Gattung, »bei der manchmal die Sprach- und Erzählregeln kippen«, erklärt die *New York Times* beflissen im Rahmen eines Berichts über den Basketballstar Kobe Bryant, der das Ende seiner Laufbahn in Gedichtform verkündete. »Dichtung ist der Ort, an dem Sprache so seltsam wird, wie sie tatsächlich ist«, sagt Mary. Gedichte sind Gebilde aus Sprache, die aufdecken, fesseln, ja das Funktionieren der Sprache und damit auch ihre Wirkung auf uns neu erfinden, die offenbaren und durch Formbarkeit – der Sprache, unsere – erblühen wollen.

Im Diskurs der zeitgenössischen amerikanischen Dichtung wird kein Wort häufiger gebraucht und ist weniger abschließend definiert als *lyric*, das Substantiv und Adjektiv zugleich ist, »Lyrik« und »lyrisch«. Im Verlauf der Jahrhunderte wurden dem Wort zahlreiche und häufig widersprüchliche Bedeutungen zugewiesen, heutzutage meint es abwechselnd Unmittelbarkeit, Intensität, Intimität, Subjektivität, und es ist Ausdruck von aufschlussreichem Denken und/oder Fühlen in explosiver oder fragmentarischer Form. Manchmal wird es verstanden als die Stimme der Dichterin, die in Form privater Gedankensplitter Selbstgespräche führt, wie wir alle sie kennen; manchmal als individuelle Äußerung eines fiktiven Sprechers; manchmal als Gedankenstrom in einsamer Rede. Oder als Kombination von allem. Kohärenz und Kohäsion können charakteristisch sein, aber ebenso Dissoziation und Fragmentierung. Wir sprechen vom lyrischen Sprung, von der lyrischen Stimme. Auch vom lyrischen Geist? (Verstand, Seele, Bewusstsein?)

»Sappho verliert die Fassung und findet sie im selben Moment, fällt entzwei im Gedicht und setzt sich zusammen als Gedicht, das zu sprechen scheint, mit erhöhter Beredsamkeit«, schreibt Longinus im siebten Jahrhundert über die altgriechische Dichterin, die allgemein als Ursprung der abendländischen lyrischen Tradition gilt. »Von dieser beiläufigen Eigenart antiker Dichter leiten die Kriticker [*sic*] die Regeln lyrischer Dichtkunst her, welcher sie, allen Gesetzen enthoben, denen anderes Schriftwerk unterworfen ist, freimütig konzedieren, dass sie die Feinheiten der Überleitung außer Acht lasse, in entlegenste Fernen abschweife und hemmungslos von einer Metapher zur nächsten wandere«, schreibt im achtzehnten Jahrhundert Samuel Johnson in der Zeitschrift *The Rambler*. Im späten zwanzigsten Jahrhundert fordert J. Fineman »ein neues Modell lyrischer Subjektivität, bei dem das gespaltene Subjekt der Moderne sich ›als sein eigenes Anderssein erlebt‹.« Klingt das bekannt?

27

»War es kathartisch, diesen Text zu schreiben?«, fragt ein wohlmeinender Zuhörer aus dem Publikum, nachdem ich einen Auszug aus einem frühen Entwurf vorgelesen habe.

Katharsis (f): griechisch für »Reinigung«, »Läuterung«

a. Befreiung von den Exkretionen des Körpers, speziell den Ausscheidungen des Harn- und des Magen-Darm-Traktes

b. emotionale Reinigung der Psyche durch stellvertretendes Erleben, speziell durch Drama

c. Befreiung von abnormer Erregung durch Wiederverknüpfen der Gefühle mit der Erinnerung an das oder der Vorstellung von dem Ereignis, welches die erste Ursache war, und Eliminierung durch Ausleben innerer Konflikte und verdrängter Emotionen.

Später diskutieren Dot und ich, ob die Frage womöglich eine Gendersache ist – wäre ein Mann dasselbe gefragt worden? Man bedenke: Frauen und der Körper, Frauen und Gefühle, Confessional Poetry, die sogenannte »Geständnisdichtung«, Frauen und ihre kreativen Hobbys, ist das nicht zauberhaft. Man bedenke: Weiblich ist gleich Gefühl; männlich ist gleich

Verstand. Siehe auch: Hysterie und andere »Frauenleiden«. Und: Befindlichkeiten, die einst auf »Versagen der Mutter« zurückgeführt wurden, wie Magersucht, Autismus, Homosexualität, Schizophrenie und sexuelle Abweichung. Man bedenke außerdem:

Jede vierte Frau hatte wenigstens einmal Migräne. (Radio NPR)

Auf jeden männlichen Migränepatienten kommen drei weibliche. (UCLA Newsroom)

Von den über 36 Millionen Amerikanern, die unter Migräne leiden, sind 27 Millionen Frauen. (Migraine Research Foundation)

Warum? Die historisch viel schlimmere Bandbreite – und fallweise auch der Inhalt – der nach wie vor kursierenden Begründungen kann einen gelegentlich in den Wahnsinn treiben. Sehen wir uns diesen einen Fall an, der vergleichsweise neutral daherkommt und anscheinend auf unserem aktuellen Kenntnisstand fußt:

Dr. Andrew Charles ist Leiter des Programms zur Erforschung und Behandlung von Kopfschmerzen des Fachbereichs Neurologie an der UCLA. Was sich während einer Migräne abspielt, bezeichnet er als »neurophysiologisches Großereignis«, das mit Ausbrüchen elektrischer Aktivität, ausgehend von der Sehrinde des Gehirns einhergeht … Wie eine Welle durchläuft die Aktivität des Gehirns nun die gesamte Gehirnlandschaft. Was einen Migräneanfall auslöst, ist fast ebenso kompliziert wie die Migräne selbst. Da sind zum einen Einflüsse aus der Umgebung wie Töne, Licht, Gerüche und Bewegung. Da sind zum anderen die Gene; die Disposition zur Migräne ist erblich. Aber es gibt auch noch einen wesentlichen Auslöser, der erklärt, warum so viel mehr Frauen davon betroffen sind als Männer. Laut dem Neurologen Jan Lewis Brandes, dem Begründer der Nashville Neuroscience Group, können einem Migräneanfall auch die zyklusbedingten Hormonschwankungen zugrunde liegen. (NPR)

(Aber das wussten wir ja.)

»Fragen Sie mich in einem halben bis ganzen Jahr«, weiche ich aus, dennoch um Wohlwollen bemüht. »Nein«, wäre die ehrlichere Antwort gewesen. Oder: »Ich verstehe Ihre Frage nicht.«

Leugnung und Verdrängung waren lange meine bevorzugten Bewältigungsstrategien, und soweit ich sagen kann, haben sie mir meist gute Dienste geleistet. Das heißt, sie haben mich meinen angestrebten Zielen einigermaßen nahe gebracht: einem Leben, das akzeptiert, was unausweichlich ist, aber nicht um Migräne kreist. Mit anderen Worten, ein Leben.

Ich habe auf Migräne geschrieben wie auf Drogen. Ich habe durch Migräne geschrieben wie durch Nebel oder Sturm. Ich habe mit Migräne geschrieben wie mit einem gezackten Stern im Auge. Manchmal habe ich absichtlich die Empfindungen und Empfindlichkeit der Migräne in die Gedichte, die ich schreibe, hineingetragen. Aber ich habe es, glaube ich, auch unwissentlich getan. Meine Beziehung zur Sprache wird zu jedem Zeitpunkt eine aktive Verstoffwechselung der

Migräne gewesen sein, und diese Beziehung ist auch dann, wenn die Migräne gerade abwesend ist, noch von meiner angehäuften Erfahrung geprägt – Form ebenso wie Inhalt –, wie bei jedem Menschen. Einmal habe ich eine Figur mit einer Spielart meines Leidens ausgestattet, einen heimatlosen Reisenden, der Motten studiert, vom Sehen besessen ist, von Schmerzen gebeutelt wird und versucht, sich nichts anmerken zu lassen. Manche Leser lobten an dem Buch, was ihnen als Ausflug in Science-Fiction erschien, und ich bin nicht undankbar, aber nein: Diese Seltsamkeit ist menschlich – sie kommt aus uns, nicht aus dem Weltraum.

Das Hirn hat Gänge – die gehn über
Gebautes weit hinaus –
Wir, hinter Uns, versteckt –
Entsetzen weckt
(Emily Dickinson)

Meistens aber vermied ich das Thema – weil mich private Bekenntnisse nicht interessierten, weil ich nicht bereit war, noch mehr kostbare Zeit und Aufmerksamkeit zu opfern und weil mich fast alles, was ich dazu las, ziemlich aus der Fassung brachte oder aufregte. Ich ging ihm aus dem Weg. Jahrelang war meine Strategie eine Sorte Nulltoleranz, die ich strikt einhielt: Gib dem Monster nichts, nicht eine Minute mehr, als die Zeit, die es sich mit List und Tücke oder Gewalt sowieso holt. Akzeptiere, was nicht zu ändern ist, aber bürde dir bloß nicht freiwillig noch mehr auf: weder vertiefte Recherche noch Selbsthilfegruppen, noch Momente der Einkehr, wirklich nicht. Eine andere Form von magischem Denken, ein gefühlter Aberglaube: Lass die Götter nicht deine Absichten missverstehen. Warum also schreibe ich dies?

28

Durch die Archivaufnahmen des Gedächtnisses humpelrennen dreibeinige Hunde über Schnappschusswiesen – kein bestimmter Hund, es ist eher ein Zusammenschnitt, eine Art Best-of-Montage. Aus diesem Frühjahr ein mittelgroßer Terrier, der einen steinigen Weg am Inks Lake entlangtobt. Aus dem letzten Sommer ein schwarzer Labrador, der über eine smaragdgrüne Wiese in den Berkshires rast. Vom Sommer davor ein sorgfältig frisierter Goldendoodle, der mit den Vorderbeinen die Commercial Street entlangrudert, weil seine verkümmerten Hinterbeine in einem skateboardartigen Gestell fixiert sind.

Aus noch weiter zurückliegenden Zeiten ein paar Gescheckte, die sich im Streunertrupp herrenloser Haustiere auf der Abfallhalde von Paros irgendwie ganz munter behaupten, müllwühlend, mitsamt ihrem zotteligen Nachwuchs. Andere, die Unplatzierbaren aus der Kindheit, mir lebhaft oder vage, auf jeden Fall jedoch regelmäßig in Erinnerung, nämlich während der Behandlungsjahre, in denen ich lange Stunden zusammen mit anderen störrisch Leidenden in schummrigen Räumen am Tropf hing. Wie sie wollte ich auf keinen Fall enden. Als eine der Kranken sah ich im Kranken kein brauchbares Modell. Oder, freundlicher ausgedrückt: Jenes Schneefeld war eines, das ich allein durchqueren musste.

Wenn mein Instinkt animalisch war – kaum hob sich der Schmerz, floh ich aus seinem Stacheldrahtpferch; kaum senkte er sich herab, tigerte ich den Zaun entlang oder kauerte mich an seinem Rand nieder –, dann war es auch meine Ästhetik, und daher wurden diese nie bewusst gewählten, doch wiederholt heraufbeschworenen Erinnerungshunde mein Modell. Damals dachte ich, es liege an der unzerstörbaren Art, wie sie sich mit den Zumutungen der Wirklichkeit arrangierten und ansonsten nicht unvergnügt ihr Leben führten. Rückblickend erkenne ich, dass eines der wesentlichen Unterscheidungsmerkmale zwischen meinen geliebten Dreibeinern und den Leidenden, zu denen ich leider zählte, der Umstand war, dass Hunde nicht sprechen, jedenfalls nicht mit Worten.

»Gott muss dich sehr lieben«, zitierte Colin eine Nonne, die damit einen Sturz kommentiert hatte, als er mit sieben oder acht Jahren auf dem Weg zum Empfang der Erstkommunion auf den Marmorstufen hinfiel und sich das Kinn aufschlug. Überall Blut. (Schmerz als Befund.) Wir befanden uns im geschwärzten Skelett seines Elternhauses, ein paar Wochen nachdem sein schizophrener Bruder es zum zweiten Mal niedergebrannt hatte, ein paar Wochen bevor das Bauunternehmen es wieder aufbaute. Damals sechzehn, belogen wir beide unsere Eltern, was unseren Aufenthalt betraf: Es war der Boden, auf dem unsere unselige Romanze keimte – für mich eine bitter selbstzerstörerische Beziehung, in der meine Mutter später den Ursprung meiner Migräne sah. (Schmerz als Beweis.)

»Betest du?«, fragte er anklagend. »Irgendwie schon«, sagte ich. »Was denn?«, wollte er wissen. Ich hatte ja Glück: gesund, meistens froh, geliebt von Eltern und Freunden, aber nicht von ihm, was der Grund gewesen sein dürfte, weshalb ich hier war. »Bitte beschütze und bewahre mich und alle, die ich liebe«, nuschelte ich, verärgert, dass ich laut sagen musste, was immer nur stumme Beschwörungsformel war. »Is ja nett«, sagte er in einem verachtungstriefenden Ton (auch dies ist aus dem Ruder gelaufenes Leid), was ich interpretierte als: Wie niedlich, so zu denken …

Krankheit als Kennzeichen, Leiden als Liebe, Liebe als auferlegte Qual oder ertragenes Leid. »Nicht ich«, sagte die Ente und sagten alle übrigen Tiere des Bauernhofs in der Kindergeschichte, als die Henne sie um Hilfe bat. »Nein danke«, heulte mein Knirps, als er einmal mit Fieber im Bett lag und ich mit dem Rektalthermometer nahte. Was, wenn uns die angebotenen Optionen nicht zusagen? »Nein danke!«, schrie er.

Was, wenn mir meine Optionen nicht zusagen? Vielmehr, wenn mir überhaupt keine brauchbare Option angeboten wird? Weder Ablehnung (unmöglich) noch Annahme (undenkbar). Nach der Booleschen Logik, bei der bestimmte Variablen entweder wahr oder falsch sind, ist das NOR-Gatter eine »logische Operation an zwei Wahrheitswerten, in der Regel den Wahrheitswerten zweier Sätze, die einen Wert ›wahr‹ ergibt, wenn und nur wenn beide Operanden falsch sind.« In der Alltagssprache wäre diese Aktion wohl eine »doppelte Verneinung«.

29

»Keine Regel ohne Ausnahme«, warnt John M. Lee in seiner nur wenige Seiten umfassenden Handreichung mit dem Titel *Some Remarks on Writing Mathematical Proofs*. Diese »Bemerkungen über das Abfassen mathematischer Beweise« erscheinen mir gerade jetzt auf unheimliche Weise treffend. »Sie könnten Ihren Beweis zuerst einfach als eine Abfolge knapper symbolischer Aussagen konstruieren, aber wenn Sie ihn niederschreiben, sollten Sie ganze Sätze formulieren, die Sie in Absätze untergliedern«, denn, rät er uns, »Ihr Ziel ist es ja, mit einem menschlichen Leser zu kommunizieren«. Weiter empfiehlt er:

> *Geizen Sie nicht mit intuitiven Erklärungen – man muss nachvollziehen können, was vor sich geht und warum … Sprechen Sie auch von Motivation … Seien Sie sparsam mit dem Gebrauch der ersten Person Singular, aber wenn Sie wirklich nur über sich sprechen, dann stehen Sie auch dazu und sagen »ich«, damit Sie sich nicht anhören wie die Queen. Fragen Sie sich: Was bedeutet das? Warum ist es wahr? Begnügen Sie sich nicht mit der Logik allein.*

Auch Katharine Otts hat *Ten Tips for Writing Mathematical Proofs*, in denen sie empfiehlt: »Wenn Sie feststecken und nicht weiterkommen, ist es oft hilfreich, auf Definitionen zurückzugreifen.« Und: »Benutzen Sie keine Symbole, wenn Sie Ihren Beweis niederschreiben. Das ist missverständlich, und Ihre Leser werden nicht sicher sein, wie sie Ihre Aussage verstehen sollen.«

Nach gegenseitiger Aufdatierung, nachdem wir beide eine schwierige Phase hinter uns gebracht haben, unterbreite ich Matthea die Idee einer praktischen Anleitung im Stil einer Graphic Novel, die »Kleines Handbuch für das Zusammensein mit sichtbar und unsichtbar Verwundeten« heißen soll. Jeder Eintrag – einer pro Seite – soll kurz eine Situation beschreiben und einen entsprechenden Rat zum Umgang mit Leidenden (leidend unter Depression, Trauer, Trauma, Krankheit, Verletzung), seien sie nahestehende, geliebte Menschen oder ferne Bekannte. Anhand eigener und fremder Erfahrungen, selbst zugefügt und von anderen erlitten, gehirnstürmen wir ein Konzept zusammen, das wir bebildern wollen.

Beispiel: Wenn dein Partner, der chronisch depressiv ist, einen akuten Schub erleidet, pack nicht genau dann deine Sportsachen und zieh ins Fitnessstudio ab, wenn er dir eben gesagt hat, dass er nicht aus dem Bett kommt und fürchtet, diesmal könnte es nie mehr besser werden.

Beispiel: Wenn deine Partnerin unter Migräneattacken leidet, die sie manchmal reizbar machen, frag nicht jedes Mal, wenn sie sich über irgendetwas ärgert: »Hast du Kopfweh?«

Beispiel: Wenn dein Partner um einen Selbstmörder im

Bekannten-/Freundeskreis trauert, mach keine Witze über Leute, die von Hochhäusern springen.

Beispiel: Wenn deine Partnerin sagt, sie fühlt sich einsam, geh nicht aus dem Zimmer.

Beispiel: Wenn lähmende Erschöpfung zur Symptomatik deines Freunds gehört, sag ihm nicht, dass du immer viel zu spät ins Bett gehst oder dass du's neulich beim Yoga wirklich übertrieben hast oder dass du nur sieben Stunden Schlaf hattest, wo du doch acht gewöhnt bist, und deswegen jetzt ganz genau weißt, wie er sich fühlt, willkommen im Club, wirklich, du bist fix und fertig.

Beispiel: Wenn eine Autorin aus ihrem Buch liest und aus der ausgewählten Passage hervorgeht, dass sie mit einer schmerzhaften Erkrankung lebt, fühl dich nicht gedrängt, nach der Lesung zu ihr zu gehen und ihr zu versichern, wie froh du bist, dass du von diesem Leiden verschont bist – die Autorin freut sich ebenfalls für dich.

30

»Organismen existieren innerhalb von Organisationssystemen – das ist unsere Grundbedingung – Kunst bricht sie auf«, höre ich Alva Noë in einem Gespräch mit dem Schriftsteller Lawrence Weschler sagen, kurz nach meiner Besichtigung der *100 works*, die mir eine so unerwartete Euphorie beschert hat. Es ist eine Veranstaltung der örtlichen Buchhandlung, die ich zufällig zum Herumstöbern betreten habe. Den Rahmen des Gesprächs bilden zwei Gedichte, »Anecdote of the Jar« (Wallace Stevens) und »Der Posten« (Tomas Tranströmer). »Kunst/Migräne durchbricht die Choreografie der Gewohnheit, organisiert uns neu, organisiert die Zeit neu«, entziffere ich meine gekritzelten Notizen. Ich weiß nicht mehr, welche Worte von den beiden sind und welche von mir. »Ich bin das Drehkreuz«, endet das Tranströmer-Gedicht.

Donald Judds Boxen sind Perspektive, Zeitlichkeit, Assoziation, ästhetisches Vergnügen, Kontrolle und Zufall, Schatten und Licht, Quelle und Spiegelung, die beidem innewohnende Veränderlichkeit, alles in perfekter Anschaulichkeit. Sie machen die Mechanismen der Wahrnehmung, die kostbaren Illusionen des Ahnens, das ständig sich wandelnde Kaleidoskop, das unser Wissen in jedem Augenblick ist, vor und in uns physisch manifest, und ihre Kombination von Spiegelung-Brechung-Illusion ist eine Messerschneide, eine Abbruchkante des Sehens, eine Alternativsicht, und noch eine und noch eine – die Mannigfaltigkeit jedes erfassbaren Dings.

Vergib mir, Geist von Donald Judd, und vergebt mir, irdische Bewahrer seines Feuers, aber das gilt auch für den Schmerz, es gilt auch für die Migräne. Ich möchte nicht dein Meisterwerk der Genauigkeit, der ekstatischen Geometrie auf die Grenzen einer Agenda – meiner – reduzieren. Im Gegenteil. Ich meine, dass diese Boxen, indem sie den fantastischen Prozess der Wahrnehmung artikulieren, destillieren, vergrößern, offenbaren, sich zu allem äußern: gewiss nicht nur zum Schmerz, vielleicht nicht einmal explizit zum Schmerz, aber *auch* zu ihm.

Streich das wieder. Wahrscheinlich ist jede Brücke unzulänglich. Was ich sagen will, ist, dass Migräne, wie die Installation der *100 works*, ein Raum ist, den du betrittst und von dem du umhüllt wirst, und er ist eine andere Version der Welt, eine, in der die Wahrnehmung selbst ein ganzes identifizierbares Orchester ist, und alles spielt, das Bekannte und das Fremde, das Erfundene und das Gespiegelte und das Offenbarte, alle spielen ihren Part, und der entwickelt sich in der Zeit, wie Musik, aber in einer Form von Zeit, die von der Architektur gewisser Stabilitäten zusammengehalten wird, sodass du nicht einfach zurückspulen oder etwas wiederholen kannst, sondern du spielst weiter und gehst im Spielen auf, das immer weitergeht, bis du wieder heraustrittst, und in mancher Hinsicht hört es auf, und in anderer Hinsicht geht es weiter.

Als ich neun oder zehn war, versteckte ich mich vor dem Abendessen gern im Hobbyraum. Dort lag ich auf dem Sofa und machte kein Licht an, während es draußen dämmerte. Ich lag völlig reglos und dachte immer wieder: *Es wird nie wieder genauso sein wie jetzt.* Das Geschirrklappern in der Küche, der jeden Moment zu erwartende Ruf, an den erleuchteten Esstisch zu kommen und den in Reglosigkeit festgehaltenen Augenblick aufzugeben – obwohl ich es tags zuvor getan hatte und tags darauf wieder tun würde: Nichts würde je wieder genauso sein.

Mit dieser Übung begann ich in der Zeit, in der ich mich bemühte, den Begriff der Unendlichkeit zu verstehen. Dabei sagte ich mir in Gedanken – Besseres brachte ich nicht zustande – immer wieder vor: *Und so weiter und so weiter und so weiter*, solange ich es aushielt; und wenn ich, wie es zwangsläufig vorkam, abschweifte und aufhörte, dann aber doch den abgerissenen Refrain wieder aufnahm, dann stellte ich mir vor, dass der ganze Raum dazwischen – der Zwischenraum meines Vergessens – ebenfalls mit *Und so weiter* ausgefüllt war, eines ums andere, bis in alle Ewigkeit. Aber zurück zum Sofa. Bisher hatte ich geglaubt, dass ich damals über Zeit nachdachte, über den der Zeit innewohnenden Verlust, vielleicht versuchte ich mich in Nostalgie. Heute denke ich, ja, stimmt, aber nicht nur: Es war auch der Beginn meiner Erforschung.

Grandiose Spiegel, wundersame Übersetzer sind Judds Boxen, in besonderer Weise wahrnehmungsoffenbarende Maschinen. Sie bieten ein neutrales Feld, auf dem der Geist vorsichtig seinen Schleier fallen lässt, seine Mechanik und deren Betrieb aufdeckt und sich zeigt. »Hör auf, den Gletscher zu vermenschlichen«, sage ich zu Dahr, nachdem ich die Einleitung zu seinem Buch über den Zusammenbruch des Klimas gelesen habe, an dem er während seines Aufenthalts hier gearbeitet hat. »Der Gletscher hat dich nicht ein- oder ausgeladen, es ist nicht so, dass er dich haben oder nicht haben will, er hat nicht beschlossen, dich zu verschonen oder überhaupt aufzunehmen. Der Gletscher kennt dich nicht. Dem Gletscher ist alles gleich. Der Gletscher ist ein Phänomen.« In dieser Hinsicht ist der Gletscher wie Schmerz, und Schmerz ist wie Judds Boxen. Schönheit, Liebe liegen in dem, was wir wahrnehmen.

31

Auf der anderen Straßenseite schreibt Mary durch und an eine andere Art von Schmerz. Wir reden nicht darüber, sondern sitzen einander schräg gegenüber in unseren Häuschen, werfen Wörter auf wolkenweißes Papier oder gehen Seite an Seite durch die braungoldene Wüste, wir helfen einander durch Gegenüberstellung.

Ich umkreise den Anwesenheitsschmerz; sie umkreist den Abwesenheitsschmerz. Als blickten wir durch Einwegspiegel, betreten wir den je anderen Einlass einer je anderen Art von Leid. Das heißt, wir erkennen ineinander eine Version von Schmerz, unter der wir momentan nicht leiden, und der Gedanke ist gut, eine Gnade *ex negativo*, wie der aggressive Truthahn, den wir durchs Viertel patrouillieren sehen, der uns bisher aber verschont hat: Hier ist ein Schmerz, unter dem ich gerade nicht leide, ein Schmerz, der sich nicht manifestiert hat.

Auf diese schräge Weise, denke ich, spiegle ich ihr den Körper des Augenblicks, und sie spiegelt mir den davon befreiten Körper. Das ändert nichts an unseren jeweiligen Schmerzen, aber etwas verändert sich. Zumindest vermittelt es mir, auf die eine oder andere Weise, ein anderes Gefühl von Dauer: *Schatz, selbst in Kenntnis der Sachlage hätte ich dich selbstverständlich haben wollen.*

Gegenüberstellung, Kollision, zufälliges Ausbrechen. Bewusstsein als Wahrnehmung, Wahrnehmung als Erahnen von Ungleichem. Verbannung aus Bekanntem als Einberufung zu einem anderen Kennen. Diese ganzen Brechungen beschreiben eine notwendige Hingabe an die schaffende Macht kreativer Reibung – kreativ im Sinn von Schöpfertum, Reibung im Sinn von Schmerz. Wir erleben das Neue als Schmerz, und Schmerz führt uns ins Neue. Wie lang aber bleibt das Neue aufschlussreich, wenn es einmal aufgeschlossen wurde, also bekannt ist? Wie lang dürfen wir dieses neuartige Geschenk Körper-in-Körper, Geist-in-Geist behalten?

»Einmal beherrscht, wird Lernen jeder Art unbewusst und automatisch«, schreibt Siri Hustvedt in einem neueren Aufsatz über Genderliteratur und die Verweiblichung des Fühlens. »Bewusstsein ist, scheint es, geizig; es ist reserviert für den Umgang nicht mit Routine und vorhersehbaren Wahrnehmungen in unserem Leben, sondern mit dem, was neu ist und unvorhersehbar.« Die gegenwärtige Neurowissenschaft nennt den Vorgang »Pruning«, zu Deutsch »Schnitt«. Im Deutschen spricht man, sofern man nicht das Englische beibehält, von »Synapsenelimination«, aber der englische Begriff ist anschaulicher: Es ist das, was der Gärtner tut, wenn er Bäume beschneidet, einzelne Äste entfernt, um andere zu stärken. Dieses Beschneiden findet vor allem in der frühkindlichen Entwicklung statt, geht aber ein Leben lang weiter, so die radikale Neubewertung aus jüngerer Zeit: Im Wald des Gehirns wachsen neuronale Äste und festigen sich durch Erfahrung, während nicht gebrauchte Zweige abfallen.

Es ist ein Vorgang, der uns rettet, auf den wir angewiesen sind: So undurchdringlich ist das Synapsendickicht, mit dem wir zur Welt kommen, so kakophon der Wald in uns und um uns, dass wir zwischen den Bäumen nicht hindurchschauen können – wir sehen sie ja nicht einmal. Wohl deshalb sind wir zu Beginn des Lebens einzigartig hilflos im Vergleich mit anderen Säugetieren: unterentwickelt und überexponiert. (Ein Rehkitz bringt es innerhalb von Minuten nach der Geburt fast schon auf sein volles Lauftempo, und so weiter.) Aber damit sind wir wohl auch einzigartig angepasst, eben weil wir anpassungsfähig sind. Diese neuronale Frühreife sehen Wissenschaftler heute nicht als misslichen Preis, der für die gnadenlose Geometrie des aufrechten Gangs zu zahlen ist – Beckenbreite gegen Schädeldurchmesser –, sondern als schlauen Evolutionsvorteil.

»Das Gehirn wird buchstäblich von Erfahrungen geprägt: Jeder Anblick, jeder Laut und Gedanke hinterlässt auf bestimmten neuronalen Schaltkreisen einen Eindruck und verändert damit die Wahrnehmung künftiger Anblicke, Laute und Gedanken«, schreibt Lise Eliot, Neurowissenschaftlerin mit Forschungsschwerpunkt Lernen. »Die Hirnstruktur ist keineswegs von Geburt an festgelegt; vielmehr ist das Gehirn ein lebendes, dynamisches Gewebe, das sich fortwährend auf den neuesten Stand bringt, um die jeweils gegebenen sensorischen, motorischen, emotionalen und geistigen Anforderungen zu erfüllen.« In der Version unserer Geschichte, wie Eliot sie erzählt, betreten wir die Arena absichtlich hilflos: immer noch sinnvoll formbar und bereit, im Zusammenwirken mit unserer Umgebung vorteilhaft verschaltet zu werden. Indem wir sozusagen un-gebaut in die Welt kommen und es bis zu einem gewissen Grad auch bleiben, sind wir für Wahrnehmung, für Erfahrung gebaut. Aber dieser Gewinn besteht aus Verlust: ungenutzte Äste sterben ab.

32

Wie die meisten guten Metaphern führt auch »Pruning« ein Dasein auf mehreren Ebenen, es verknüpft den Urwald der Vorstellungswelt unserer Ahnen sowohl mit den neuzeitlichen Wäldern unserer Umgebung als auch mit den neuesten Anblicken, die wir den Prophezeiungen ausgefeilter Instrumente verdanken. Durch Hochleistungsmikroskope betrachtet, sehen einzelne Neuronen wie Bäume aus, ohne Laub, aber mit viel Gezweig; in Gruppen haben sie tatsächlich Ähnlichkeit mit einem Wald.

»Ein Maler sähe keinen Unterschied zwischen einer Wald- und einer Gehirnlandschaft«, sagt Greg Dunn, ehemaliger Neurowissenschaftler und jetzt Künstler und als solcher auf Darstellungen von Gehirn- und Rückenmarkzellen spezialisiert. Dunn ist sich bewusst, wie wichtig es ist, nicht der Anziehungskraft geistiger Routine zu erliegen, vor der uns Siri Hustvedt warnt. Weil es schwierig ist, die Zufälligkeit, mit der sich Neuronen verzweigen, exakt wiederzugeben, hat Dunn die Technik entwickelt, Tinte aufs Papier zu blasen, um die Voreingenommenheit des Denkens gegenüber Mustern auszugleichen. »Wenn Sie versuchen, von Hand Neuronen zu malen«, sagt er, »hängen Sie an allen möglichen unbewussten Mustern fest.«

So sind wir, daran lässt sich nichts ändern. Bleibt dieses Feintuning auf unterster Ebene aus – das Selektieren und Sortieren und Vorhersagen aufgrund früherer Erfahrung –, so ist das Gehirn nicht in der Lage, angemessen wahrzunehmen: Es leidet dann unter exzessiver Wahrnehmung, einer Art von neurologischem Verkehrsstau, wie die Entwicklungspsychologin Anna Jean Ayres es nannte, die sich als eine der Ersten mit der Erforschung gestörter Sinnesverarbeitung befasste. Dasselbe gilt für die grundlegende Ebene der Kognition: Ein Gehirn, das nicht selektieren und sortieren und aus gemachten Erfahrungen extrapolieren kann, ist überfordert und zündet fehl, ist unfähig, mit seiner Umgebung zurechtzukommen, und kann nichts entscheiden.

Wenn wir offen für das komplett Neue sein wollen, können wir nicht andauernd von ewig sich wiederholenden altgewohnten sensorischen Inputs behelligt werden. Wahrnehmung und Bewusstsein müssen in vorhersehbaren Mustern und akzeptablen Erwartungen (bewältigbaren Portionen) organisiert sein: Es muss uns gelingen, Lücken zu füllen. Angesichts von einer Million *und, auch* und *anderswo* pro Minute müssen wir in jedem Moment wissen, wo unsere Aufmerksamkeit unabdingbar und wo sie entbehrlich ist. Das bedeutet einerseits eine Art Passivität, eine Form von Vergessen, ein Verschließen des inneren Auges. Andererseits bedeutet es eine Art Aktivität, eine Form von Machen, eine Möglichkeit, sich etwas auszumalen und zu planen.

»Wahrnehmung ist naturgemäß konservativ und voreingenommen, eine Stereotypisierung, die uns die Welt verstehen hilft«, schließt Hustvedt. Das entspricht den wissenschaftlichen Befunden, aber auch der Definition des Begriffs *clinamen,* die sich von Schöpfung-durch-Zufall zur vorurteilsverzerrten Schlussfolgerung weiterentwickelt hat. »Wir empfangen nicht passiv Informationen von der und über die Welt, sondern sind deren durchaus kreative Interpreten.« Jonah Lehrer, Wissenschaftsautor und ehemaliger Labortechniker, beschreibt diesen Vorgang als fortschreitende Verfeinerung »dieser von Nervenzellen getroffenen Vorhersagen«, deren Ergebnis der Rahmen ist, innerhalb dessen sich unsere Optionen bewegen. Die Wettervorhersage ist eine Form von Eingrenzung, die auf frühere Erfahrung und vorhandene Daten zurückgreift. Aber sie ist auch eine Erweiterung und ein Akt der Vorstellung. Und so unwiderstehlich und manchmal auch wichtig Wettervorhersagen sein mögen – häufig erweisen sie sich als Blödsinn.

So sehr verlässt sich das Gehirn auf erwartete Muster und auf das Eintreten seiner Vorhersagen, dass es, wenn eine Erwartung sich nicht erfüllt, eine neurochemische Fackel entzündet, die Lehrer als »Vorhersagefehler-Signal« bezeichnet. Zu Beginn jedes Semesters versuche ich (nur halbherzig verschleiert), die schablonenhaften Gewohnheiten des Geistes zu untergraben, indem ich meine Studenten zu einer offenen Begegnung mit Kunst nötige: Zu diesem Zweck trage ich, Jonah Lehrer paraphrasierend, meine Interpretation des Phänomens vor.

Der Effizienz halber, sage ich, arbeitet das menschliche Gehirn mit Wiederholungsmustern und Bahnen. Es kann nicht allem zugleich Aufmerksamkeit schenken und verlässt sich daher auf seine Erwartungen, die auf erkannten Mustern und Wiederholungen basieren, dank deren das Gehirn, sobald sie einmal stehen und sich durch wiederholte Inanspruchnahme gefestigt haben, die verbleibenden Lücken einfach ausfüllt, ohne jedes Mal sämtliche Sinnesreize registrieren und verarbeiten zu müssen. Wenn das Gehirn auf eine Unterbrechung im Muster stößt, eine Erwartung nicht erfüllt findet, reagiert es mit einem gongschlagähnlichen Signal, das besagt: »Vorhersage nicht eingetroffen!« Das ist ein Reflex, der nicht unserer Kontrolle unterliegt; kontrollieren aber können wir unsere Reaktion darauf. (Man beachte den hoffnungsvollen Schluss.)

Lehrer selbst berichtet von Dopamin-Ausschüttungen bei Laboraffen, die Apfelsaft als Belohnung erhielten.

> *Ist das einfache Muster erst einmal abgespeichert, reagieren die Dopamin-Neuronen hochsensibel auf jede Veränderung. Wenn die Belohnung zur richtigen Zeit eintrifft und sich die Vorhersage der Zellen als richtig erweist, sorgt ein kurzer Dopamin-Ausstoß dafür, dass die Primaten das Vergnügen genießen, mit ihrer Vorhersage richtig gelegen zu haben. Wird das Muster allerdings durchbrochen – bleibt die Belohnung nach dem verheißungsvollen Signalton aus –, dann senken die Dopamin-Neuronen die Frequenz ihrer Aktionspotentiale (»die Feuerraten«). Der Affe erhält ein sogenanntes »Vorhersagefehler-Signal« und erlebt eine Enttäuschung: Seine Prognose, wonach er eine Belohnung in Form von Apfelsaft erhalten wird, hat sich als falsch erwiesen.*

Den letzten Satz habe ich aus ästhetischen Gründen mehr oder weniger vollständig übernommen, aber er enthält auch etwas vielsagend Pathetisches, weil er veranschaulicht, wie die Apfelsafterwartung des armen, auf Muster erpichten Lesers durchkreuzt wird, wann immer der in einem Gedicht etwas völlig Unerwartetes entdeckt. Ist es Frustration oder womöglich Ekstase? Ich weiß nicht, ob es zutreffend ist, aber ich behaupte gern, auf die neurologische Reaktion als solche hätten wir zwar keinen Einfluss, die Tatsache ihrer Existenz bestimme aber nicht die Qualität einer Erfahrung. Kennen wir nicht alle ein ganzes Spektrum von Reaktionen auf Neues und Unerwartetes, in uns selbst ebenso wie bei anderen? Angst und Abscheu manchmal, aber manchmal eben auch Freude und Begeisterung. »Das Gehirn ist darauf ausgelegt, den Schock angesichts solcher falscher Vorhersagen zu verstärken«, schreibt Lehrer. »Immer wenn wir mit etwas Unerwartetem konfrontiert werden, wird dies von der Hirnrinde sofort registriert.«

Auch Hustvedt greift auf den Primaten zurück: »Routineaktivitäten erfordern minimales Bewusstsein, aber wenn ich in meiner Küche bin und plötzlich ein Gorilla ans Fenster hämmert, dann ist volle Aufmerksamkeit geboten. Solange kein Gorilla ans Küchenfenster hämmert, sehen wir in der Regel nichts anderes als das, was wir erwarten.« Wenn aber das Gehirn selbst Quelle des Unerwarteten ist? Wenn Migräne der Gorilla ist, der an die Scheibe hämmert, Muster durchbricht und Erwartungen enttäuscht? Wenn der Gorilla regelmäßig vorbeischaut?

33

»Abgesehen davon, Mrs. Lincoln, wie hat Ihnen das Stück gefallen?« ist ein Spruch meiner Mutter, den sie liebt und mit dem sie nicht selten das Ende eines Gesprächs über einen migränegeplagten Tag – oder eine Woche, einen Monat – einläutet, nachdem ich angedeutet habe, dass ich unser Telefonat allmählich beenden möchte. Dreh- und Angelpunkt ist hier die Verdrängung. *Abgesehen davon* erkennt *davon* im selben Moment an, in dem es sich von ihm abwendet. Interessanterweise ist nicht Mrs. Lincoln diejenige, die nicht wahrhaben will – jedenfalls noch nicht –, sondern ihre Gesprächspartnerin, indem sie die Leidgeprüfte in einen fürsorglichen Raum des Danach oder Anderswo einlädt.

»Es ist Amerikas ältester und schlechtester Witz«, behauptete Timothy Noah vor einiger Zeit in einem Artikel, in dem er sich mit *Our American Cousin* befasst, Lincolns letztem Theaterstück, und beantwortet damit seinen Untertitel: »Hat das Stück, das Lincolns Leben beendete, eigentlich was getaugt?« »Heutzutage ist es nicht mal mehr ein Witz; es ist ein vielbenutzter Spruch, mit dem man moniert, dass irgendein frivoler Aspekt einer in jeder anderen Hinsicht ernsten, ja schwerwiegenden Angelegenheit ungebührliche Aufmerksamkeit auf sich zieht«, fährt er fort, um dann, ohne ersichtliche Ironie, ebendies zu tun, denn er fragt: »Welcher Art war eigentlich das ästhetische Erleben, das die letzten Stunden des Großen Sklavenbefreiers füllte?« Eine absurde Frage natürlich. Aber gleichzeitig eine wehmütig liebevolle? Eine, in deren Geist wir nicht selten unseren Alltag leben?

»Sowohl/als auch«, sagt meine Therapeutin gern, wenn wir, was häufig vorkommt, über das Leben mit Schmerz reden. »Es stimmt«, bestätigt sie, als ich sie frage, ob die therapeutische Einstellung gegenüber dem Nichtwahrhabenwollen nach wie vor überwiegend negativ sei. »Leugnung gilt als Abwehr, zumal eine niedriger Ordnung.« (Was wäre eine Abwehr höherer Ordnung? Humor.) Die Sache sei die, erklärt sie, dass Abwehrmaßnahmen, wenn auch manchmal notwendig, fehlangepasst seien, ungesund: Wir wendeten sie so lange an, bis wir bereit seien, der Realität ins Auge zu blicken. »Leugnung bedeutet, dass die Psyche nicht damit klarkommt, was immer *damit* ist.«

Nachdem sie mir meinen Umgang mit der andauernden Migräne jahrelang zugestanden hat, als wäre meine Strategie ein anerkanntes Konzept, räumt sie jetzt ein, dass ich mir einen eigenen Fachbegriff erfunden habe, ihn jedenfalls auf eigenwillige Weise verwende: Die »funktionale Verdrängung« sei meine selektive Weigerung, die Migräne in mein Leben zu integrieren. Diese Strategie sei der Grund für mein ständiges Herumnörgeln an allem Zählen und Rechnen, an Fallgeschichten und Extrapolationen – sie störten mein erfundenes Klima glaubhafter Bestreitbarkeit, meiner dezenten Neigung zu sachdienlicher, als Bewältigungsmechanismus kultivierter Vergesslichkeit, aber vielleicht auch als Beiwerk zu den endlosen Gegenwartsschleifen der Migräneattacken selbst, die kommen, gehen, kaskadieren und dabei anscheinend immer nur der eigenen Lust und Laune folgen. Heute? Ja, heute.

»Das psychologische Konzept, das Ihrem Vorgehen am nächsten kommt, ist das ›adaptive Verleugnen‹«, antwortet sie jetzt, nachdem wir schon seit gut zwölf Jahren im Gespräch sind, auf meine Frage. »Adaptives Verleugnen geht so: ›Hier hab ich ein Instrument, das ich zu verwenden beschließe, um mit seiner Hilfe etwas im Zaum zu halten oder damit fertigzuwerden.‹ Ich habe schon in unserer Anfangszeit beschlossen, nicht darauf herumzureiten, es schien ja zu funktionieren. Wie auch immer«, fährt sie fort, »die Dinge ändern sich schnell. Unsere Auffassung von Verleugnung oder Verdrängung stammt aus dem späten neunzehnten und frühen zwanzigsten Jahrhundert und gilt als psychologisch und neurotisch, nicht als neurophysikalisch – die Neurophysik ist zurzeit ja das spannendste Forschungsgebiet.«

Demerol, Depression. Delirium, Depersonalisation. Dämonen, Dentologie. In keinem Buch aus meiner Mikromigränebibliothek kommt der Begriff *denial* vor. Anderswo finde ich allerdings jede Menge Informationen über das Verleugnen, Verdrängen, das Kopf-in-den-Sand-Stecken. Die »Apperzeptionsverweigerung«, um ein Wort des Schriftstellers Heimito von Doderer zu gebrauchen.

»Verleugnen ist ein Abwehrmechanismus, den das Ego unbewusst einsetzt, um durch die Weigerung, die unangenehmen Seiten der äußeren Realität zur Kenntnis zu nehmen, emotionale Konflikte aufzulösen und Ängste zu beschwichtigen«, schreibt die klinische Psychologin Kathy McMahon mit Blick darauf, wie die Mehrheit der Menschen auf den Klimawandel reagiert (in einem Artikel über »Emotionale Reaktionen auf das globale Ölfördermaximum«). Übereinstimmend mit den Standardinterpretationen bezeichnet McMahon das Verleugnen als Erfüllungsgehilfen der Trägheit, die oft an Lähmung grenzt. Wer unangenehme Wahrheiten leugnet, entbindet sich nicht nur der Notwendigkeit zu handeln, sondern macht es sich sogar unmöglich: Was wir mit Überzeugung bestreiten, existiert nicht und bedarf keiner Gegenmaßnahmen.

Nach dieser Logik ist der Moment, in dem die Apperzeptionsverweigerung in sich zusammenfällt, ein notwendiger Schritt in Richtung Handeln, aber was ist, wenn das Ende des Leugnens stattdessen zu einem Zusammenbruch der Person führt? Wenn eben die Leugnung – die ja für den Erhalt einer »gewissen Ordnung und Sicherheit, auch eines Gefühls von Unschuld« sorgt – einen Ausweg aus der Lähmung eröffnet? »Die Augen zu verschließen hat den Sinn, den Schock erschreckender und unfassbarer Wahrheiten abzufedern«, räumt sogar McMahon ein. Und: »Manchmal durchweht uns ein komplizierter Gefühlssturm.«

34

»Unser erstes Problem haben wir gleich mit dem Wort *Migräne*«, leitet Oliver Sacks sein Werk *Migräne* ein, was für mich allerdings das geringste Problem mit diesem Buch ist, zu dem ich mindestens ein Dutzend Mal gegriffen habe, um es gleich wieder verärgert in die Ecke zu werfen. Erstmals 1970 erschienen, war diese eigenwillige Studie, die Patientengeschichten mit historischen und zeitgenössischen Forschungsergebnissen und interpretierenden, oft in hohem Maß subjektiven Analysen kombiniert, das erste von zahlreichen Büchern des schriftstellernden Neurologen, der später von der *New York Times* der »*Poeta laureatus* der zeitgenössischen Medizin« getauft wurde.

»Eine Migräne ist ein körperliches Geschehen, das von Anfang an oder im späteren Verlauf seiner Entwicklung auch ein emotionales oder symbolisches Geschehen sein kann«, schreibt Sacks in seiner »Historischen Einleitung« und bezeichnet die Migräne als »Prototyp einer psychophysiologischen Reaktion«.

Trotz der fast fünfzig Jahre und der kaum überschaubaren technischen und medizinischen Fortschritte, die zwischen seiner Äußerung und meiner gegenwärtigen Lektüre liegen (ein weiterer Versuch, meiner zwanghaften Sorgfaltspflicht zu genügen), kann ich ihm und seinen freudianischen Handlangern nicht verzeihen, dass sie Begriffe geprägt haben wie beispielsweise die *aggressive Migräne,* die Sublimierung ungestillter emotionaler Bedürfnisse in Form von Migräneattacken, die »im Grunde Angriffe oder Racheakte« seien; oder auch die *nacheifernde Migräne,* bei der »eine ambivalente und boshafte Identifikation mit einem migränösen Elternteil [besteht]. In der Krankheit vereint sich der Patient mit dem Elternteil, rivalisiert mit ihm und schlägt ihn mit der eigenen Migränewaffe.«

Doch unterhalb dieser verurteilenden Unterstellungen und ärgerlichen Anwürfe, die seine ausgeklügelte Verabreichung durchziehen, ist Sacks' Untersuchung so etwas wie eine kollektive Prozessakte, durchwoben mit den flimmernden Zeugenaussagen einer Myriade entmystifizierter Mystiker, Patienten-Zeugen, Migräniker, die ihre von den Gerichten ihrer Zeit verhängten Urteile absitzen müssen: gestaltgewordene Aufopferung, die nicht selbstgewählt ist. Begeisterter Forscher, Mitleidender (allerdings nur sehr sporadisch), wohlmeinender, wenn auch mitunter katastrophaler Fast-Freund, übertönt Sacks mit einer Kakophonie von Erblichkeitsaussagen den Chor der Wahr-Sager, deren Stimmen jedoch die eigentlichen Akten sind, mit denen wir am Ende zurückbleiben – buchstäblich.

Verräterisch ist das zwangsläufig fragmentierte Material vor allem am Ende der Untersuchung, denn dort ist es frei von den regulären Verläufen der Routinekategorisierungen und voreingenommenen Interpretationen: Register und Anhänge, Glossare und eine mit Seitenzahlen, Fallnummern und stichpunktartigen Kurzcharakteristika versehene Übersicht der Fallgeschichten, aus historischen Akten ans Licht gezerrte Aussagen, sogar Reproduktionen der Zeichnungen, die Hildegard von Bingen im zwölften Jahrhundert von ihren migränebedingten Visionen eigenhändig anfertigte.

Abb. A: Funkelnde Sterne auf wabernden konzentrischen Kreisen bilden den Hintergrund dieser Vision.
Abb. B: Leuchtende Sterne (Phosphene) erlöschen nach ihrem Fall …
Abb. C und D zeigen die für Migränehalluzinationen typischen Fortifikationsfiguren, die von einem im Original hell leuchtenden, farbigen Punkt ausstrahlen.

Zwischen zahllosen historischen Beschreibungen von Visionen, deren Herkunft unmöglich zu ergründen ist (»lässt sich nicht sagen, ob das Erlebnis durch eine hysterische oder psychotische Ekstase, durch berauschende Mittel oder durch einen Anfall von Epilepsie oder Migräne zustande gekommen ist«), erklären Sacks und andere vor ihm Hildegard zur authentischen Migränikerin auf Lebenszeit, deren Visionen aurainduziert waren.

Doch plötzlich geht … ein großer Stern in lichtem Glanze und strahlender Schönheit hervor. Ihm folgten zahlreiche sprühende Funken … Sofort erloschen sie und wurden schwarz wie Kohle.
Das Licht, das ich sehe, steht nicht an einem festen Ort und ist doch heller als die Sonne. Auch kann ich seine Höhe,

Länge und Breite nicht bestimmen, und ich nenne es »die Wolke des lebendigen Lichts«.
Die Gesichte, die ich schaue, empfange ich nicht in traumatischen Zuständen, nicht im Schlafe oder in Geistesgestörtheit, nicht mit den Augen des Körpers oder den Ohren des äußeren Menschen und nicht an abgelegenen Orten, sondern wachend, besonnen und mit klarem Geiste, mit den Augen und Ohren des inneren Menschen, an allgemein zugänglichen Orten, so wie Gott es will.

Aus Sacks' Sprache, aus dem Zusammenhang gerissen und von ihren Routinemustern befreit, fabriziere ich mein eigenes Glossar, eine Zusammenstellung meiner eigenen vertraut-fremden, manchmal numinosen Listen:

Aura: *verdoppeltes Bewusstsein in, Alpträume-trotz-Wachens in, Delirium in, Traumzustand in, zwanghaftes Erinnern in, Gekicher in, Halluzinationen in, Horror in, Musik in, Alptraum und, Bilder von, Trance*
Aura: *Ringsicht, filmische Sicht, lilliputanische Sicht, Mosaiksicht, Zoom-Sicht*
Migräne: *abdominal, allgemein, allgemein und klassisch, erregend, gruppenbildend, heraufziehend, jährlich, klassisch, kurzzeitig wahnsinnig, plötzlich, rot, regressiv, sonn- oder feiertags, untergeordnet, weiß*
Migräne: *fremdartige Gerüche, Funkeln, Lichthass, Tonhass, seltsamer Tanz, Spezialvokabular, wie von Ameisen auf der Haut, wir sprechen von Phantomen, Zwangsdenken*
Und weitere Indizes: *Aristoteles, Barbiturate, chaotischer*

Zustand der, chemische Theorien der, Déjà-vu, Delirium, elektrische Theorien der, Erblichkeit, erworbene, filigrane, Flackern, Geschichte, Geschlecht als Faktor bei, Grenzland der, Hirngespinste, Holokranie, Hunger, Hysterie, Jamais-vu, Johanna von Orléans, Katharsis, Konstellationen, Lärm, Licht: flackernd, luftig, mitfühlende Theorie der, Musik: beruhigt, Musik: provoziert, Nervenstürme, neueste Erkenntnisse, nichtlineare Dynamik, Schwangerschaft und, Selbst als, Spektren: perizentral und Regenbogen, symbolische Bedeutung, Überlebenswert, Ur-, Veranlagung, Verwunderung, Wahrnehmungseinheiten, Wetter und, Wut und

35

Das Zählen der Tage, Berechnen der Stunden ist zwangsläufig Endlichkeit durch Tod. Das Zurückschauen mag seine Risiken haben, aber dasselbe gilt für den Blick in die Zukunft. Das ist der trügerische Schwalbenschwanz: Leugnung mag die Methode sein, mit der ich mit der Migräne leben kann, aber die Migräne durchkreuzt zugleich jeden meiner Leugnungsversuche. In den schummrig beleuchteten Behandlungsräumen und außerhalb habe ich gelernt, dass es keinen günstigen Moment für eine Migräneattacke gibt und keine Vorbereitung darauf. Verletzlichkeit erschüttert jede Zelle, jedes Gefühl von früherem und künftigem Ich: Natürlich kenne ich meine Schwäche, ich schmecke regelmäßig das Salz überwältigender Schmerzen auf der Zunge, und durch die Gegenwart dieser – *der, meiner* – Schmerzen gleite ich in die Möglichkeit anderer Schmerzen hinüber – *eurer, seiner, unserer.*

Vorhersage, Prognose, Prophezeiung: Die Fortschreibung mag etwas sein, wozu wir ganz von selbst tendieren, wonach wir uns gar sehnen, aber abgesehen von spaßeshalber betriebener Wahrsagerei gehen wir konkreten Voraussagen doch lieber aus dem Weg, selbst im abgeschotteten Bereich unserer Fantasie. Anders gesagt, so quälend es sein mag, vergangene Migränestunden zusammenzuzählen – die Hochrechnung der noch bevorstehenden ist ein ganz anderes Kaliber.

»Seit vierzig Jahren kommen wir hierher«, sagt meine Mutter und inhaliert den Geruch nach Salz und Sandkiefer, Meer zur Linken, Leuchtturm zur Rechten. Wir stehen auf einem kleinen umzäunten Felsvorsprung, neben einem Schild, das erklärt, dass der Leuchtturm vor fünfzehn Jahren von der erodierenden Dünenkante fünfzig Meter landeinwärts versetzt wurde. Wie lang wird es dauern, bis wieder eine Versetzung fällig ist?

Seit er begonnen hat, Verwandtschaftsbeziehungen zu verstehen, warte ich in Sorge auf den Tag, an dem die Entwicklung des analytischen Denkvermögens bei meinem Sohn eine Einführung in bestimmte Fakten (tragisches Wissen) erfordert: mich betreffend und auch die Welt, in die er gesetzt wurde. »Das Gute ist, dass mir das Kopfweh eigentlich nichts tut, obwohl ich wirklich sehr darunter leide«, höre ich mich in regelmäßigen Abständen sagen, wissend, dass ich im Grunde Blödsinn rede. »Ich meine, es beschädigt mich nicht«, versuche ich zu verdeutlichen. »Es wird mich nicht umbringen; es ist auf keinen Fall das, woran ich sterben werde.«

»Für den Leidenden ist Schmerz immer anders«, schreibt Alphonse Daudet in seinen Selbstbeobachtungen, die unter dem Titel *Im Land der Schmerzen* erschienen, »für die Umgebung aber verliert er seine Originalität. Alle gewöhnen sich daran, nur ich nicht.«

»Ich habe Kopfweh«, sagt er, wenn es Zeit für die Hausaufgaben ist. »Wasser, ich brauche Wasser«, ächzt er und wirft sich quer über sein Bett, »und Migränemedizin!« Dann schnellt er wieder hoch, lächelnd. »Mama, weißt du, wie ich mir Migräne vorstelle? Wie einen Schwarm Zugvögel, der an deinen Kopf knallt – aber nicht von außen, sondern innen, wo es denkt.«

36

»Würden Sie eine Freiheit gegen eine Einschränkung eintauschen, wenn Sie dafür nie mehr leiden müssten?«, fragt eine Hinterbliebene, eine Ornithologin, im dritten Akt von *Now Now Oh Now*, einem neuen Stück des texanischen Theaterkollektivs Rude Mechs, mitten in einem Monolog, in dem sie vor allem über Schönheit spricht und über unsere Reaktion darauf und für Darwins weniger bekannte Theorie der ästhetischen Selektion argumentiert.

Später erfahre ich, dass sie eine Theorie des Evolutionsbiologen Richard Prum ausschmückt. Prum ist Professor für Ornithologie und Hauptkurator der Zoologie der Wirbeltiere im Peabody-Naturkundemuseum der Universität Yale, und einige Ensemblemitglieder hatten ihn bei einem Workshop für ein anderes Stück während eines Residenzaufenthalts an der Uni kennengelernt, als er vorbeikam, um ihnen ein Kompliment zu ihrer Aufführung zu machen. Im anschließenden Gespräch sagte er etwas über seine eigene Arbeit. Seine Neuinterpretation evolutionsbiologischer Fragen – etwa wie zu erklären ist, dass sich bei einem Finken die Farbe Gelb herausselektiert – traf bei einem der Dramatiker einen Nerv und wurde zum Keim eines neuen Stücks. Dieses neue sah ich im Theater.

Survival of the Fittest als Macho-Wettbewerb dringt von allen Seiten kreuz und quer in unsere Kultur ein, bis hinab in ihre Struktur und ihr Selbstbild und sogar in die Frage, was richtig ist, aber, erinnert uns der bekümmerte Wissenschaftler, es sei etwas gefährlich Blockiertes, etwas fundamental Unvollständiges an unserer Definition von bestmöglicher Anpassung an die Bedingungen der Umgebung. Oft hängt das Überleben von Zufall und Glück ab, und häufig ist es Schönheit, die uns anzieht, die der sogenannten Fitness im Darwinschen Sinn entspricht, auf die wir reagieren und die wir erwählen – beispielsweise Farbe, beispielsweise Gesang.

Würden Sie eine Freiheit – unausgesprochen enthalten: etwas Schönes – gegen eine Einschränkung – etwas Unschönes, verstehen wir – eintauschen, wenn Sie dafür nie mehr leiden müssten – eine Form von Schmerz, die nur als Nachspiel zu etwas Schönem möglich ist? Durch jeden Teil der Gleichung geistert Liebe.

Weil ich seinen ins Bettzeug verhedderten Körper in der frühmorgendlichen Dunkelheit nicht richtig erkennen kann, versetze ich meinem Sohn einen unabsichtlichen Kniestoß gegen den Kopf, als ich mich auf die Bettkante setze, um ihn zu wecken. Unsanft, der Zusammenprall; sanft, das verschlafene Wimmern. Jederzeit kann ich die zugeschnürte Enge in der Kehle meiner Mutter heraufbeschwören, wenn sie meine Fragen nach meinem Sturz von der Schaukel beantwortet, auf dem Spielplatz am Teich, zu dem wir im Sommer gern gingen: Ich knallte mit dem Kopf gegen etwas, vielleicht einen Stein, und war kurz bewusstlos.

Sehr klein war ich damals, konnte noch nicht lang laufen, war noch elastisch, ansatzweise sogar in den Gelenken und Knochen. Ich erinnere mich weder an den Sturz noch an irgendeinen Schmerz. Aber an das Polizeiauto, das uns zur nächsten Notaufnahme brachte, an das blinkende Licht im Wageninneren, daran erinnere ich mich. Sie checkten mich durch. Alles war in Ordnung. Doch hin und wieder macht die Geschichte neue Ärzte oder Körpertherapeuten hellhörig; dann fahnden sie nach tieferen Wurzeln, wittern Verletzung und sind überzeugt, in dem frühkindlichen Erlebnis eine befriedigendere Kausalität entdeckt zu haben. Dann muss ich, ob ich will oder nicht, mit ihnen durch den erzählten Wald streifen, muss, ob ich will oder nicht, hin und wieder meine Mutter fragen, was sie über diese Bäume wissen wollen.

Wenn wir über Familiengeschichte reden, bleibt das Zugeschnürte in ihrer Stimme aus. Vor der Menopause hatte sie selbst gelegentlich Migräne – eine visuelle Aura plus Schmerzen, ein-, zweimal im Jahr, ausgelöst durch Trauer oder Stress und kuriert mit Kaffee – »kein Vergleich mit dem, was du hast«, sagt sie immer, aber doch ausreichend, um eine genetische Veranlagung vermuten zu lassen. Irgendwie unverrückbarer, aber irgendwie auch leichter zu akzeptieren: die Schuld des Erbes (Schicksal) gegenüber der Schuld des Missgeschicks (Zufall).

Fast unmittelbar nach Beginn meiner Schwangerschaft wurde mir klar, dass ich jetzt schon Angst hatte, das Baby fallen zu lassen. Mein Partner würde viele Monate warten müssen, bis zur Geburt, ehe derlei für ihn überhaupt möglich wäre, aber ich blickte bereits in jeder Minute jedes Tages in einen Abgrund grausiger Notfälle – manche bekannt, die meisten unbekannt, teils beherrschbar, teils nicht.

Außer für die Idee, dass Schönheit ein Selektionskriterium sei, argumentiert die untröstliche Ornithologin aus *Now Now Oh Now* auch für die Rolle des Zufalls. Nicht mit gleicher Leidenschaft, vielmehr mit weniger Innigkeit plädiert sie für das schlagende Herz der Schönheit, erkennt aber ebenso den kalten Kuss des Zufalls. Das Publikum – wir alle um einen prächtigen Tisch versammelt, jeder mit einem liebevoll platzierten Gedeck vor sich – wird aufgefordert, zu würfeln. »Ein Feuer fegt durch dieses Theater. Manche von uns kommen um; andere überleben«, sagt sie. »Sehen Sie sich an, was Sie gewürfelt haben. Gerade Zahlen: Sie sind tot.«

37

Ich liege nicht mehr auf Sofas, wo ich versuche, den Begriff der Unendlichkeit einzukreisen oder durch Reglosigkeit vorbeihuschende Quanten unwiederholbarer Zeit festzuhalten. Sondern – mentale Übung neueren Datums – ich ringe mit dem Rätsel der Kausalität. In der Gewissheit, dass es auf viele Geheimnisse, die unser Leben ausmachen, Antworten gibt, jedenfalls in der Theorie, fantasiere ich mir eine Art forensisches Ermittlungs- und Enthüllungsprogramm zusammen, das als Begleiter neben dem Alltag herläuft. Manchmal makro-, manchmal mikroskopisch, deckt es zum Beispiel den exakten Moment auf, in dem ein Virus von einer Person auf eine andere übergesprungen ist; es zeigt die Millimeterbruchteile, um die ein Ventil sich gelockert hat, bis es offen war und der Strahl hervorschoss; es zeigt das eine erfolgreiche Spermium aus Millionen Artgenossen; diese eine Chromosomenauswahl; diese eine sich teilende DNA; dieser eine Moment in der Kaskade; diese eine Kerbe im Hinterhauptbein; diese eine Erschütterung des Kleinkindschädels.

Manchmal ist Zufall eine Ursache, aber ist es das, was wir unter Kausalität verstehen? Zufall ist Ursache gekürzt um Bedeutung, eine Ursprungsgeschichte, ein Schicksalsende ohne Moral oder Lektion (»Man kriegt, was man kriegt. Hat nichts damit zu tun, was man verdient«: Dr. House.) Aber jede noch unbekannte Ursache leuchtet strahlend. Unter dem Ansturm drängender Fragen suchen wir Antworten. Irgendwo in der Welt, da sind wir uns sicher, findet sich die Information, die erhellt und erklärt, aber solange sie außer Reichweite ist, kann sie noch nichts bedeuten. Und wird sie je etwas bedeuten, sollte das Rätsel der Kausalität sich als Ergebnis reinen Zufalls erweisen?

Vielleicht muss man es anders sehen, vielleicht geht es um Bedeutung im Gegensatz zu Aussagekraft. Zufall lehrt uns überhaupt nichts, aber identifizierter Zufall ist immerhin eine Antwort und damit ein Balsam, eine Form von Entschuldung. Es hat doch etwas Beruhigendes, zu sehen, wie eindeutig Migräneanfälle aus ganz eigenem Antrieb kommen und gehen und keiner anderen Logik folgen als der eigenen. Eine mögliche Übersetzung für die Leere, die Flut nichterhellender Daten, die typisch atypischen Muster: Es gibt nichts, was du getan haben könntest; du *kannst* überhaupt nichts tun.

»Woran hast du dann letztlich gearbeitet?«, fragt Cole beim Essen ein paar Wochen nach meiner Rückkehr, eine Gegenwart, die dem immer entschlüpfenden Jetzt näher ist. Ich hätte über Schmerz geschrieben, antworte ich, und das komme mir ganz sonderbar vor. »Du behältst das sonst eher für dich, oder?«, sagt er, und es ist halb Frage, halb Feststellung. »Zum Beispiel gegenüber deinen Kollegen.« »Ich mache kein Geheimnis draus«, sage ich, »kann ich gar nicht, wenn mich jemand kennt oder jeden Tag sieht, aber es stimmt schon, im Allgemeinen finde ich schon, dass es niemanden was angeht.« »Die Leute urteilen«, bestätigt er. »Und sie unterstellen«, sage ich. »Außerdem«, platze ich ein bisschen zu laut heraus, »ist Leiden was Privates.«

Fünf Uhr morgens, Tunnelblick, verzweifelt darauf wartend, dass die Medikamente wirken, auf einen blinkenden Bildschirm schielend. »Jeder Tag kann uns etwas lehren«, sagt Jane Goodall über das Wesen der Erfahrung. Später sehe ich ein Video von Tieren, die aus Käfigen verschiedener Art freigelassen wurden. Beinahe alle ohne Ausnahme bewegen sich anfangs äußerst vorsichtig: Schimpansen schlingen die Arme um sich und schauen zum Himmel hinauf; Füchse und Hühner staksen, die Füße bei jedem Schritt hoch anhebend; Robben schlingern, dann rutschen sie; sogar der Löwe bewegt sich anfangs langsam. Nur der Tiger schießt heraus wie eine Flamme.

38

»Aus den unerforschlichen Tiefen der Natur greifen Myriaden dunkler Ausflüsse mit zartester Berührung in die gestimmten Saiten unseres empfänglichen Seins, und seht! – die perzeptible Welt und wir mitten in ihr stehen offenbart im bewussten Medium lebhaftester Empfindungen und Wahrnehmungen«, schreibt der ursprünglich aus Edinburgh stammende, in der Mitte seines Lebens nach Texas ausgewanderte Arzt Dr. Edmund Duncan Montgomery in einem Artikel mit dem Titel »Sind wir bewusste Automaten?«, den er 1896 der texanischen Wissenschaftsakademie vorlegte.

»Ich sehe die Bäume als Galeriewände, den Wind als Mitarbeiter«, sagt die Künstlerin Nancy Mims zu der kleinen Gruppe, die sich auf dem Rasen vor dem Museum versammelt hat, zwischen windgebauschten Fotografien von Blumen, die vergrößert und auf Stoff ausgedruckt in Bäumen hängen. »Jede Blume ist ein eigener flüchtiger Moment Schönheit an der Schwelle des Zerfalls«, fährt sie fort. Manche sind in schmale Streifen zerschnitten und Stück für Stück wieder zu einem Ganzen verflochten – jetzt mit neuer Textur, ähnlich und anders, collagiert und gewoben –, in Webrahmen, die wie Spinnennetze mit Fäden zwischen Bäumen gespannt sind.

Das war die Kunst, die ich eigentlich hatte sehen wollen.

Montgomery hatte ich nur zufällig in dem Museum entdeckt, das ich nicht hatte betreten wollen, in einem kleinen Turmzimmer, das ihm seine Frau, die ursprünglich aus Münster stammende Bildhauerin Elisabet Ney, als Lese- und Schreibzimmer eingerichtet hatte, während sie unten schneeweißen Marmor bearbeitete, und zu dem ich nur hinaufgestiegen war, um den Jungen, den ich hergeschleppt hatte, bei Laune zu halten. »Wir, die Kinder des erfüllenden Schicksals, bitten mit offenem Herzen und bereitem Willen unsere allentfaltende Mutter um eine kleine Einsicht in die wahre Bedeutung des Lebens, das wir tragen.«

Geduldig während der Wochen seines Siechtums, zaghaft während der lahmen Monate seiner Genesung, bewegt der Kater sich jetzt, entsprechend der revidierten Physik seines Körpers im Raum, scheinbar einwandfrei. Er hinkt ein bisschen. Er klimmt mehr, als er springt. Irgendwie schafft er es immer, seine Sprünge in handliche Portionen herunterzubrechen, in gestufte Abläufe. So, wie er es damals, vom Auto angefahren, fertiggebracht hat, sich mit zwei zertrümmerten Hinterbeinen und blutrot erblühtem Bauch nach Hause zu schleppen, so schafft er es heute, Brett für Brett den hohen Holzzaun zu erklimmen.

Vielleicht bekommt Rot – Üppigkeit des Körpers tief im Inneren oder direkt unter der Oberfläche, Üppigkeit des Blutes – ebenso viel Zuwendung? Schwer zu sagen. Aufmerksamkeit ist eine aufgetakelte Wünschelrute. Jedenfalls haben wir gelernt – fälschlicherweise, wie sich zeigt, können es aber nicht mehr ungesehen machen –, dass Blut die Hälfte der Zeit blau sei.

Blau gehört im gleichen Maß dem Wasser wie dem Himmel und daher am Ende keinem von beiden. Es gehört uns. Jenes ferne Tal zwischen Wellenbergen könnte mit Meer gefüllt sein, ist es aber nicht. Was ich für das am Verandalicht angedockte Pappmaché-Nest eines Wespenvolks hielt, ist in Wahrheit ein Schwalbennest. Das erkannte ich erst, als ich es vom Wohnzimmerfußboden aus betrachtete. Erst durch langes Dort-Liegen erkannte ich meinen Irrtum.

»Die Ironie ist, dass meine Katharsis das Niederschreiben des Satzes ›Es gibt keine Katharsis‹ war«, sagt Maggie Nelson in einem Interview. »Die Geschichten, die wir uns erzählen, heilen uns nicht, aber ich denke auch, dass ich die Erfahrung nicht verarbeitet hätte, hätte ich sie nicht aufgeschrieben.«

Und später: »Ideen denke ich mir als murmelnde Dinge, die man in einem stillen Raum zu sich sprechen lassen muss.«

Nicht darüber zu schreiben, vertrieb sie nicht. Darüber zu schreiben ebenso wenig. Auf die Frage, wann sie die Stimme zuletzt gehört habe, antwortete Johanna: »Ich habe sie gestern gehört und heute.« Die Wahrheit ist, dass ich manchmal wie entrückt bin. Die Wahrheit ist Entrückung. (Pferd entpferdet also.)

sie hörte eine Stimme
sie hörte eine Stimme zu ihrer Rechten
sie hörte die Stimme oft
sie hört sie selten ohne das Licht
das Licht kommt von derselben Seite

im Sommer um die Mittagszeit
in einem Wald wollte sie
an jenem Ort ist ein großes Licht
das Licht war an ihrer Seite
sie wusste, dass es die Stimme war
sie verstand die Stimme gut
die Stimme befahl ihr, zu kommen
die Stimme sagte ihr, sie müsse
die Stimme sagte ihr, sie, Johanne, müsse
es war genau, wie die Stimme ihr gesagt
(sie war im Begriff, ihr Pferd zu besteigen,
als sie antwortete)

DANK

Zu großem Dank verpflichtet bin ich den Menschen und Institutionen, deren Unterstützung während der Arbeit an diesem Buch unschätzbar war:

Danke Martha Jessup, Douglas Humble und der Lanan Foundation für das unvergleichliche Geschenk einer Schriftstellerresidenz; danke Rob Weiner und der Chinati Foundation für den exklusiven Zugang zu den Hangars; danke Oliver Franklin und dem Writer-in-Residence-Programm des Elisabet-Ney-Museums für mehrere schöne Wochen in einem windumwehten Türmchen; und danke dem Faculty-Research-Award-Programm der Universität Texas, Austin, für die lehrverpflichtungsfreie Zeit zum Schreiben.

Danke Mary Szybist, Erstleserin, sicht- und unsichtbarer Gefährtin von Anfang bis Ende; danke Elizabeth McCracken, Letztleserin, deren Rat alles eleganter und möglicher gemacht hat; und danke Eula Biss, Julie Carr, Jane Miller, Deborah Paredez, Srikanth Reddy und Vincent Scarpa, deren Enthusiasmus und Anregungen mich während des ganzen Wegs begleitet haben. Danke auch den weiteren FreundInnen, die mir hilfreiche Hinweise zum fortschreitenden Manuskript und/oder unentbehrliche Begleitung im fortschreitenden Leben angeboten haben: Heather Abel, Edward Carey, Rob Casper, Kris Delmhorst, Lauren Dias, Matthea Harvey, Noy Holland, Peter Kochansky, Cecily Parks, Barry Rothman, Petros Varthakouris, Michael Wiegers und Matthew Zapruder.

Danke Margaret Babbott, Jill Heytens, Jeanne Hubbuch, Bill Ryan, Rivers Sterling und Aline Zeringue für ihren verschiedenartigsten fachkundigen und stets mitfühlenden Rat.

Danke Erika Goldman, deren Interesse und Verständnis dieses Buch zu einer besseren Version seiner selbst gemacht hat, und dem Team des Verlags, in dem es eine hervorragende Heimat fand.

Und danke vor allem meiner Familie, besonders meinen Eltern Linda und Michael Olstein für ein Leben lang Liebe und Unterstützung; David für ein halbes Leben (Tendenz steigend) desselben; und Toby, der Quelle so großer Liebe, Heiterkeit und Inspiration.

BIBLIOGRAFIE

BÜCHER

Bourke, Joanna, *The Story of Pain: From Prayer to Painkillers*, Oxford 2014.

Daudet, Alphonse, *Im Land der Schmerzen*, Ü.: Dirk Hemjeoltmanns, Bremen 2003.

Diels, Hermann, *Die Fragmente der Vorsokratiker*, Hamburg 1957 (Erstveröffentlichung 1903).

Eliot, Lise, *Was geht da drinnen vor? Die Gehirnentwicklung in den ersten fünf Lebensjahren*, Ü.: Barbara Schaden, Berlin 2001.

Freeman, Katherine, *Ancilla to the Pre-Socratic Philosophers*, Cambridge 1948.

Gawande, Atul, *Sterblich sein. Was am Ende wirklich zählt*, Ü.: Susanne Röckel, Frankfurt 2017.

Goethe, Johann Wolfgang von, *Zur Farbenlehre*, 2 Bde., Tübingen 1810 (Zitate aus dem Digitalisat: http://www.zeno.org/Literatur/M/Goethe,+Johann+Wolfgang/Naturwissenschaftliche+Schriften/Zur+Farbenlehre?hl=zur+farbenlehre).

Harris, H. S., *The Reign of the Whirlwind*, Toronto 1999.

Hobbins, Daniel, Hg. und Ü., *The Trial of Joan of Arc*, Cambridge 2005.

Inwood, Brad, und Gerson, L. P., Hg. und Ü., *The Epicurus Reader*, Indianapolis 1994.

Kandinsky, Wassily, *Über das Geistige in der Kunst: insbesondere in der Malerei*, München 1912.

Lehrer, Jonah, *Wie wir entscheiden. Das erfolgreiche Zusammenspiel von Kopf und Bauch*, Ü.: Enrico Heinemann, München 2009.

Lukrez, *De rerum natura. Welt aus Atomen*, lat.-dt., Ü.: Karl Büchner, Stuttgart 1986.

Noë, Alva, *Strange Tools: Art and Human Nature*, New York 2015.

Plinius d. Ä., *Naturalis historia*, hrsg. von Möller, Lenelotte, und Vogel, Manuel, 2 Bde., Wiesbaden 2007, Neuauflage von *Die Naturgeschichte des Cajus Plinius Secundus, ins Deutsche übersetzt und mit Anmerkungen versehen von Georg Christoph Wittstein* (6 Bde., Leipzig 1881/82).

Ders., *Natural History: A Selection*, Ü.: John F. Healy, London 1991.

Sacks, Oliver, *Migräne*, Ü.: Jutta Schust, Hamburg 1994.

Scarry, Elaine, *Der Körper im Schmerz. Die Chiffren der Verletzlichkeit und die Erfindung der Kultur*, Ü.: Michael Bischoff, Frankfurt/Main 1992.

Thernstorm, Melanie, *The Pain Chronicles: Cures, Myths, Mysteries, Prayers, Diaries, Brain Scans, Healing and the Science of Suffering*, New York 2010.

Woolf, Virginia, »Über das Kranksein«, Ü.: Hannelore Faden, in: *Der Augenblick. Essays*, hrsg. von Klaus Reichert, Frankfurt/Main 1996.

Schirmer-Imhoff, Ruth, Hg. und Ü., *Der Prozeß der Jeanne d'Arc*, München 1961.

ARTIKEL UND ESSAYS

Abel, Heather, »How to Stop a Tsunami in Three Easy Steps«, *The Last Word on Nothing*, 17.08.2015, https://www.lastwordonnothing.com/author/heather-abel/.

Biss, Eula, »The Pain Scale«, *Seneca Review* 35, Nr. 1 (05.01.2005).

Carson, Anne, »Variations on the Right to Remain Silent«, *A Public Space*, Ausgabe 7 (2008).

Hustvedt, Siri, »Knausgaard Writes Like a Woman: On Gendered Literature and the Feminization of Feelings«, *Literary Hub*, 10.12.2015, https://lithub.com/knausgaard-writes-like-a-woman/.

Jackson, V., »Lyric«, in: *The Princeton Encyclopedia of Poetry and Poetics*,

4. Aufl., hrsg. von Roland Greene und Stephen Cushman, Princeton 2012.
Keh, Andrew, »Kobe Bryant the Bard Earns Mostly Positive Reviews«, *New York Times*, 02.12.2015.
Lee, John M., »Some Remarks on Writing Mathematical Proofs«, Mathematische Fakultät der Universität Washington, abrufbar unter https://sites.math.washington.edu/~lee/Writing/writing-proofs.pdf.
McMahon, Kathy, »Exploring Emotional Reactions to Peak Oil«, *Resilience*, 27.08.2006.
Montgomery, Edmund Duncan, »Are We Conscious Automata?«, *Proceedings of the Texas Academy of Science* (1897), https://legacy.lib.utexas.edu/taro/smu/00145/smu-00145.html.
Noah, Timothy, »Our American Cousin Revisited«, *Slate*, 24.02.2009.
Osnos, Evan, »In the Land of the Possible«, *The New Yorker*, 22./29.12.2014.
Ott, Katharine, »Ten Tips for Writing Mathematical Proofs«, Mathematische Fakultät der Universität Kentucky, abrufbar unter http://www.ms.uky.edu/~kott/proof_help.pdf.
Sedley, David, »Lucretius«, in: *The Stanford Encyclopedia of Philosophy*, hrsg. von Edward N. Zalta, abrufbar unter https://plato.stanford.edu/entries/lucretius/. Siehe auch: https://de.wikipedia.org/wiki/Clinamen.
Warren, James, »Anaxagoras on Perception, Pleasure, and Pain«, in: *Oxford Studies in Ancient Philosophy*, Bd. 33, Oxford 2007.
Willis, Elizabeth, »Notes from and on a Landscape: Hell, Fire, and Brimstone«, *Evening Will Come: A Monthly Journal of Poetics* 42 (Juni 2014).

INTERVIEWS

Dunn, Greg, »Dazzling Images of the Brain Created by Neuroscientist-Artist«, von Tanya Lewis, *LiveScience*, 10.12.2014.

Goodall, Jane, »Jane's Interview«, von Yann Arthus-Bertrand, *HUMAN*, 11.09.2015, abrufbar unter https://www.youtube.com/watch?v=99gJKzINNow.

Nelson, Maggie, »There is no catharsis … the Stories We Tell Ourselves Don't Heal Us«, von Rachel Cooke, *The Guardian*, 21.05.2017.

Niffenegger, Audrey, »In ›Ghostly,‹ Phantoms Provide an Omniscient Point of View«, von Ari Shapiro, *All Things Considered*, National Public Radio, 30.10.2015.

THEATER/FILM

House M. D., dt. *Dr. House*, Idee: David Shore. Fox Broadcasting 2004–2012.

Rude Mechs Theater Ensemble, *Now Now Oh Now*, Austin (Texas), The Off Center, 03.12.2015.

GEDICHTE

Bishop, Elizabeth, *Gedichte* (zweisprachig), Ü.: Steffen Popp, München 2018; daraus: »Little exercise«/»Kleine Übung«.

Dickinson, Emily, *Sämtliche Gedichte* (zweisprachig), Ü.: Gunhild Kübler, München 2015; daraus: »One need not be a chamber«/»Man muss kein Zimmer sein« und »After great pain«/»Nach großem Schmerz«.

Reddy, Srikanth, »Pain Quizzes XXVI«, in: *Underworld Lit*, Seattle 2019.

Tranströmer, Tomas, *Sämtliche Gedichte*, Ü.: Hanns Grössel, München 1997.

Wright, C. D., »In a Word, a World«, in: *The Poet, The Lion, Talking Pictures, El Farolito, A Wedding in St. Roch, The Big Box Store, The Warp in the Mirror, Spring, Midnights, Fire & All*, Port Townsend 2016.

SONSTIGES

»Beaufort Wind Scale: Developed in 1805 by Sir Francis Beaufort, U. K. Royal Navy«, abrufbar unter https://www.spc.noaa.gov/faq/tornado/beaufort.html. Siehe auch: https://de.wikipedia.org/wiki/Beaufortskala.

The Chinati Foundation, »Donald Judd, 100 works in mill aluminum 1982–1986«, abrufbar unter https://www.chinati.org/collection/donaldjudd.

Janus Films, »The Passion of Joan of Arc: Introductory Text«, The Criterion Collection.

Neighmond, Patti, »Why Women Suffer More Migraines Than Men«, *Morning Edition*, National Public Radio, 16.04.2012.

Turrell, James, *The Color Inside*, 2013, Universität Texas, Austin.

Wikipedia, »Boolean algebra«.

TEXTNACHWEIS

Seite 62:
»Night Moves« Words and Music by Bob Seger.

Seite 75:
»I'm On Fire« by Bruce Springsteen.